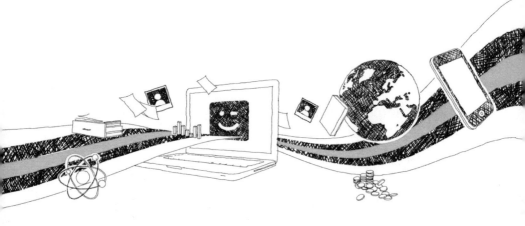
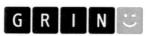

Anke Götze, Kathy Ollnow

Wissenschaftliche Schriftenreihe der Unternehmensgruppe Pflegewerk

Band 4

Telemedizin im modernen Gesundheitsmarkt

Marktchancen, Zielgruppen und deren Akzeptanz am Beispiel von Tele-monitoring

GRIN Verlag

Bibliografische Information der Deutschen Nationalbibliothek:

Die Deutsche Bibliothek verzeichnet diese Publikation in der Deutschen National-
bibliografie; detaillierte bibliografische Daten sind im Internet über http://dnb.d-
nb.de/ abrufbar.

Impressum:

Copyright © 2011 GRIN Verlag GmbH
Druck und Bindung: Books on Demand GmbH, Norderstedt Germany
ISBN: 978-3-656-15367-2

Dieses Buch bei GRIN:

http://www.grin.com/de/e-book/190739/telemedizin-im-modernen-gesundheitsmarkt

GRIN - Your knowledge has value

Der GRIN Verlag publiziert seit 1998 wissenschaftliche Arbeiten von Studenten, Hochschullehrern und anderen Akademikern als eBook und gedrucktes Buch. Die Verlagswebsite www.grin.com ist die ideale Plattform zur Veröffentlichung von Hausarbeiten, Abschlussarbeiten, wissenschaftlichen Aufsätzen, Dissertationen und Fachbüchern.

Besuchen Sie uns im Internet:

http://www.grin.com/

http://www.facebook.com/grincom

http://www.twitter.com/grin_com

Wissenschaftliche Schriftenreihe der Unternehmensgruppe Pflegewerk

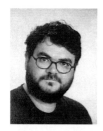 Dr. Georgios Giannakopoulos, Psychologe, MBA gründete 1989 die Unternehmensgruppe Pflegewerk Managementgesellschaft mbH und ist geschäftsführender Gesellschafter. Der Sektor übergreifende Gesundheitsdienstleister umfasst mit rund 1.400 Mitarbeitern Pflegeheime, betreutes Wohnen, ambulante Pflegedienste, Intensivpflege für dauerhaft beatmete Patienten, ein Hospiz und ein Medizinisches Versorgungszentrum. Der größte Versorgungsbereich ist Berlin. Darüber hinaus ist die Unternehmensgruppe in München, Potsdam, Halle, Hannover und Kellinghusen bei Hamburg tätig. Pflegewerk ist Teilnehmer an zwei telemedizinischen EU-Projekten, ist an der Entwicklung innovativer Versorgungsprozesse in der Pflege beteiligt und veröffentlicht wissenschaftliche Beiträge zum Thema Integrierte Versorgung und Telemonitoring.

Als Unternehmensgruppe fühlen wir uns verpflichtet, ein attraktiver Partner für interessierte Gesundheitsberufe zu sein. Pflegewerk unterstützt die Förderung von Wissenschaft und Forschung im Gesundheitswesen. Die Förderung erfolgt durch die Pflege der internationalen und wissenschaftlichen Zusammenarbeit im Rahmen von Modellprojekten und integrierten Versorgungsverträgen mit Kranken- und Pflegekassen. Ferner werden Informationsveranstaltungen und Fachtagungen zu aktuellen Entwicklungen durchgeführt und publiziert. Die Förderung richtet sich vorwiegend an den wissenschaftlichen Nachwuchs aus der Gesundheitswirtschaft auf allen gesundheitspolitischen Ebenen.

Zusammen mit dem GRIN Verlag gibt Pflegewerk die vorliegende Schriftenreihe heraus. Diese greift aktuelle und grundlegende Themen auf und legt sie in vertiefender und zugleich allgemein verständlicher Form dar. Sie leistet damit Beiträge zur Diskussion von gesundheitspolitischen, sozialen und ökonomischen Grundsatzfragen und zum Beispiel zu den Themen Innovationen in der Pflege, integrierter Versorgungsverträge und telemedizinischen EU-Forschungsprojekte.

Die Schriftenreihe richtet sich an Fachöffentlichkeit, Gesundheitswirtschaft, Pflegemanagement, Verantwortliche von Pflegediensten, Kliniken, MVZ, Praxen und Verbände.

Folgende Bände sind bereits erschienen:

Band 1: Giannakopoulos, G. und Siebenrock, C.: Telemonitoring und Tele-Homecare in der Praxis. Das EU Modellprojekt DREAMING. Wissenschaftliche Studie. Grin Verlag, 2011.

Band 2: Giannakopoulos, G. (Hg.): Karrierechancen auf dem Marktplatz der Gesundheitswirtschaft. Reader. Grin Verlag, 2011.

Band 3: Giannakopoulos, G.: Senioren- und Pflegeimmobilien. Neue Versorgungsformen und integrierte Betreuungskonzepte. Fachbeitrag. Grin Verlag, 2011.

Band 4: Götze, A. und Ollnow, K.: Telemedizin im modernen Gesundheitsmarkt. Marktchancen, Zielgruppen und deren Akzeptanz am Beispiel von Telemonitoring. Grin Verlag, 2012.

Redaktion: Marius Greuèl

Lektorat: Juliane Strohschein

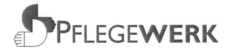

Telemedizin im modernen Gesundheitsmarkt.

Marktchancen, Zielgruppen und deren Akzeptanz

am Beispiel von Telemonitoring

Anke Götze und Kathy Ollnow

Vorwort

Telemedizin ist ein spannendes und sehr komplexes Thema. Genau aus diesem Grund haben wir, die Autorinnen, uns entschieden diese Arbeit im Team zu erstellen. Das deutsche Gesundheitssystem steht aufgrund des demografischen Wandels und der Zunahme von chronischen Erkrankungen, vor einigen Herausforderungen. Telemonitoring, als Teilbereich der Telemedizin, kann helfen diesen Herausforderungen gerecht zu werden. Trotz der vielen Vorteile die Telemedizin bietet, ist dieses innovative Fachgebiet in der Bevölkerung noch unbekannt und findet in Fachkreisen noch nicht die Anerkennung die es verdient. Wir beide sind von der Telemedizin begeistert und konnten in den letzten Jahren berufliche Erfahrungen auf diesem Gebiet sammeln. In dieser Zeit haben wir durch unsere Kunden erlebt, was es heißt alt oder chronisch krank zu sein. Darüber hinaus durften wir erfahren, wie nützlich die Überwachung der Vitalparameter sein kann und wie das Geben von Hilfestellungen im Umgang mit chronischen Erkrankungen die Lebensqualität positiv verbessert. Diese Arbeit beschäftigt sich mit dem Markt, seine Schwächen und Chancen und den Zielgruppen des Telemonitoring. Die zentrale Frage dabei lautet, ob Telemonitoring eine Chance hat sich im Versorgungsmarkt, insbesondere von chronisch Kranken zu etablieren. Um die Frage zu klären haben wir uns u.a. entschlossen, Experteninterviews durchzuführen. Dazu haben wir Unterstützung von Fachleuten dieser Branche erhalten. Auf diesem Weg möchten wir uns noch einmal sehr herzlich bei allen Experten für die großartige Mithilfe bedanken. Des Weiteren danken wir unserem Dozenten, Herrn MPH, Dipl. Soz. Marius Greuèl für die ausgezeichnete Betreuung während der Erstellung unserer Studienarbeit.

Anke Götze und Kathy Ollnow

Berlin, den 11.07.2011

Inhaltsverzeichnis

1 Einleitung

Der deutsche Telemedizin-Markt ist eine Branche mit hohem Wachstumspotenzial. Laut einer Studie der DB Research gehen Marktbeobachter davon aus, dass in Europa der Umsatz für Telemedizin bis 2020 durchschnittlich um zehn Prozent pro Jahr, von derzeit fünf Milliarden auf neunzehn Milliarden Euro, wachsen wird (F.A.Z., 25.08.2010)[1]. Der Bereich ist dynamisch und innovativ. Telemedizin kann Möglichkeiten schaffen, den aktuellen Herausforderungen im Gesundheitssystem wie z.b. einem qualitativen und zeitnahen Austausch von Informationen, Kostensenkungen und die Verbesserung der Qualität in der Gesundheitsversorgung, besser gerecht zu werden.

Die Zunahme von chronischen Erkrankungen, die wachsende Zahl multimorbider Patienten, der demografische Wandel und die laufenden medizinischen Fortschritte verursachen erheblich steigende Kosten und gehören damit zu den größten Herausforderungen im deutschen Gesundheitsmarkt. Die entsprechenden technischen Voraussetzungen zur Anwendung von Telemedizin, wie z.b. die e-Gesundheitskarte, e-Patientenakte, Telematikplattformen oder auch Virtual Private Networks, sowie Geräte zur Telekommunikation (Telefon, Fernseher, Mobiltelefon, Computer, Internetzugang etc.), sind bereits vorhanden. Für Telemonitoring bieten verschiedene Hersteller Geräte mit Bluetooth gestützten Sensoren zur Messung von Vitalwerten, wie Blutdruck, Puls, EKG, Temperatur, Blutzucker, Gewicht etc., an. Die Akzeptanz der Zielgruppe, insbesondere von Patienten, Ärzten und Krankenkassen, ist derzeit aber noch sehr gering. Für den Verbraucher muss ersichtlich sein, dass er durch den Einsatz von Telemonitoring profitieren kann. Es gilt Anreize zu schaffen, die die Akzeptanz bei der Zielgruppe erhöht und damit die Zusammenarbeit medizinischer Leistungserbringer unterstützen und optimieren. Eine Aufnahme der telemedizinischen Leistungen in die Regelversorgung wäre hier sicherlich von Vorteil. Darüber hinaus muss der medizinische und ökonomische Nutzen des Telemonitoring für den Anwender deutlich erkennbar sein. Im Vergleich zu den internationalen Märkten steckt die deutsche Telemedizin noch in den Kinder-

---

[1] http://www.faz.net/artikel/C30770/telemedizin-ein-trend-fruehwarnsysteme-machen-altwerden-sorgenfreier-30075894.html, aufgerufen am 04.07.11

schuhen. Unsicherheit, Uninformiertheit und mangelnde politische Unterstützung führen zu verhaltenem Optimismus im Telemedizin-Markt. Der demografische Wandel und die damit einhergehende Versorgungslücke, besonders in ländlichen Gebieten, führen zu einem wachsenden Bedarf und einer verstärkten Entwicklung des Telemonitoring. Die vorliegende Arbeit befasst sich mit der Frage, welche Chancen Telemonitoring als Teilbereich der Telemedizin hat, sich im Gesundheitsmarkt zu etablieren.

Im ersten Kapitel dieser Arbeit werden dazu die begrifflichen Grundlagen erörtert, sowie bisherige Anwendungsbereiche der Telemedizin dargelegt. Im Weiteren wird der Ist-Zustand des telemedizinischen Marktes in Deutschland aber auch der internationale Status beschrieben. Anschließend wird der Markt für Telemonitoring mit Hilfe des Fünf-Kräfte-Modells nach Porter und einer SWOT-Analyse elaboriert. Außerdem werden die derzeitigen Möglichkeiten der Finanzierung von telemedizinischen Anwendungen und die Auswirkungen des demografischen Wandels auf die weitere Entwicklung der Telemedizin dargestellt. Die Autorinnen berichten im dritten Kapitel ausführlich über die Zielgruppen des Telemonitoring und gehen dabei besonders auf die chronisch Kranken ein. Der Schwerpunkt wird hier auf die Gruppe der Patienten mit Lungenerkrankungen, Diabetes und Herzinsuffizienz gelegt. Weitere Bereiche, in denen Telemonitoring bereits sinnvoll einsetzbar ist, werden vorgestellt. Auf die steigende Bedeutung des neuen „dritten" Gesundheitsstandortes im häuslichen Umfeld gehen die Autorinnen ebenfalls ein. Hier wird das Ambient Assisted Living erörtert, welches das Telemonitoring ideal ergänzen kann. Die Projekte „Renewing Health" und „ Smart Senior" werden als Praxisbeispiele im vierten Kapitel vorgestellt.

Im Rahmen der Studienarbeit wurden Experteninterviews durchgeführt, welche im darauf folgenden Kapitel niedergeschrieben wurden. Die Interviews wurden mündlich, schriftlich und telefonisch geführt. Anhand von elf Fragen konnten unterschiedliche Aspekte aus verschiedenen Fachbereichen gewonnen werden.

In den Kapiteln fünf und sechs werden Nutzen und Akzeptanz von Telemonitoring dargelegt. Im vorletzten Teil der Arbeit setzen sich die Verfasserinnen anhand einiger ausgewählter kommunikationspolitischer Instrumente mit der

Vermarktung von telemedizinischen Anwendungen auseinander. Anschließend werden zudem Maßnahmen beschrieben, wie man den potenziellen Nutzer von morgen schon heute effektiv auf den Umgang mit Telemonitoring vorbereiten kann. Im Fazit werden die Ergebnisse nochmals kritisch überprüft und ein Ausblick auf die anzunehmenden Veränderungen im Telemonitoring- Markt gegeben.

1.1 Begriffserklärung Telemedizin und Telemonitoring

Telemedizin

Die Telemedizin ist ein Teilbereich der Telematik (engl.: health telematics) im Gesundheitswesen. Telematik ist ein Kunstwort aus Telekommunikation und Informatik. Telemedizin ist eine noch junge Branche im Gesundheitswesen. Daher gibt es in der Literatur verschiedenste Definitionen dafür. Allgemein lässt sich sagen, dass unter dem Begriff „Telemedizin" der Einsatz elektronischer Medien im Gesundheitswesen (Stichwort: elektronische Gesundheitskarte, elektronische Patientenakte u.a.), sowie weitere gesundheitsbezogene Aktivitäten zusammen gefasst werden.

Nach der Definition von Buffon et al. (2004, S. 3), werden unter Telemedizin im weiteren Sinn alle medizinischen Behandlungen verstanden, bei denen sich die Akteure nicht im unmittelbaren Kontakt miteinander befinden. Zur Überwindung der räumlichen Distanz zwischen Arzt und Patient werden technische Hilfsmittel der modernen Informations- und Kommunikationstechnologie verwendet. Dies kann ein einfaches Festnetztelefon sein, aber auch Faxgeräte und Computer zählen dazu.[2]

Für die Weltgesundheitsorganisation (WHO) ist die Telematik ein Sammelbegriff für gesundheitsbezogene Aktivitäten, Dienste und Systeme, die über eine Entfernung hinweg mit Mitteln der Informations- und Kommunikationstechnologie ausgeführt werden. Zweck der Telematik ist die globale Gesundheitsförderung, Krankheitskontrolle und Krankenversorgung, sowie Ausbildung, Management und Forschung für das Gesundheitswesen. Die WHO teilt dies in vier

---

[2] Vgl.: Häcker/ Reichwein/ Turad (2008), S.8

Funktionsbereiche ein, wie [3]

- Telemedizin für die Patientenversorgung

- Teleausbildung für die Lehre

- Telematik für die medizinische Forschung und

- Telematik für das Gesundheitsmanagement.

Die Definition für den Begriff Telemedizin hat die WHO im Jahr 1997 folgendermaßen herausgegeben: „Telemedizin ist die Erbringung von Gesundheitsdienstleistungen durch Berufstätige im Gesundheitswesen unter Verwendung von Informations- und Kommunikationstechnologie zum Austausch gültiger Informationen für Diagnose, Therapie und Prävention von Krankheiten und Verletzungen, für Forschung und Bewertung sowie für kontinuierliche Ausbildung von Dienstleistern im Gesundheitswesen im Interesse der Förderung der Gesundheit von Individuen und ihren Gemeinwesen, wenn dabei die räumliche Entfernung einen kritischen Faktor darstellt...“[4] Nach der Definition von Ch. Dierks et al. „ Rechtsfragen der Telemedizin“, ist Telemedizin der Gebrauch von Informations- und Telekommunikationstechnologien, um Gesundheitsleistungen zu erbringen oder zu unterstützen, wenn die Teilnehmer räumlich getrennt sind.[5]

Greiner / Schorr, „Systeme in der Telemedizin" betrachten die Telemedizin als Schnittmenge der Bereiche Gesundheitswesen, Telekommunikation und Informationstechnik.[6] In der folgenden Abbildung wird dies dargestellt.

Des Weiteren erfolgt die Aufteilung der Telemedizin in zwei verschiedene Anwendungsbereiche. Im sogenannten „Doc2Doc"-Bereich können zwei sich konsultierende Ärzte mittels Applikationen in der Telekonsultation, Teleausbildung

---

[3] Vgl.: http://opus.bsz-bw.de/hdms/volltexte/2005/521/pdf/diplomarbeit.pdf, aufgerufen am 22.05.2011
[4] WHO: A Health Telematics Policy. Report of the WHO Group Consultation on Health Telematics, 11-16 Dec., Geneva, 1997. WHO 1998, S. 5.
[5] Vgl.: Dierks, Ch.; Feussner, H.; Wienke, A. [Ed.]: Rechtsfragen der Telemedizin. Berlin: Springer Verl., 2001.
[6] Vgl.: Greiner, H.-J.; Schorr: Systeme in der Telemedizin. Universität Karlsruhe, Institut für Prozessrechentechnik, Automation und Robotik; Seminar SS 2001: Robotik und Medizin.
[6] Vgl.: Häcker/ Reichwein/ Turad (2008) S.8

oder Telechirurgie in Kontakt stehen und sich austauschen. In der Beziehung zwischen Arzt und Patient, dem sogenannten Doc2Patient-Bereich, gibt es hingegen die Anwendungen der Telediagnostik, Teletherapie, Telemonitoring und Telecare.[7]

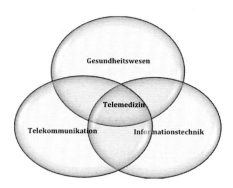

Abb.1: eigene Darstellung, Schnittmenge der Bereiche Gesundheitswesen, Telekommunikation und Informationstechnik (Quelle: Roland Berger & Partner GmbH, 1997, S. 21)

Der Begriff Telemedizin fällt in der Literatur auch häufig unter dem weiten Oberbegriff eHealth. Die WHO definiert eHealth verhältnismäßig breit: „eHealth is the use, in the Health sector, of digital data - transmitted, stored and retrieved electronically - in support of health care, both at the local site and at a distance" (World Health Organization 2009). Damit umfasst der Bereich des eHealth alle Leistungen der Informations- und Kommunikationstechnologie im Gesundheitswesen, durch die medizinische Informationen unabhängig von Zeit und Ort digital übertragen und gespeichert werden können[8].

---

[8] Vgl.: http://www.e-health-com.eu/fileadmin/user_upload/dateien/Downloads/C_A_P_Analyse_1-2011_Telemedizin.pdf, aufgerufen am 27.05.11

Telemonitoring

Für die vorliegende Arbeit ist die folgende Definition relevant: Telemonitoring bedeutet, den Gesundheitszustand eines Patienten über eine geographische Distanz hinweg, mit Hilfe von Informations- und Kommunikationstechnologien zu überwachen (Federal Departement of Health Canada, 2007).

Telemonitoring dient der Diagnostik oder Therapie von Krankheiten, der postoperativen Überwachung, der Prävention und dem Krankheitsmanagement. Ziel ist es, die Erkrankung erfolgreich zu therapieren und Folgerkrankungen, sowie weitere Krankenhausaufenthalte zu vermeiden. Dieses noch junge Teilgebiet der Telemedizin findet vor allem seine Anwendung bei chronisch Kranken und Hochrisikopatienten.

Anhand der graphischen Darstellung in Abbildung 2, wird der Prozessablauf des Telemonitorings deutlich gemacht. Die erwähnten Teilnehmer werden mit Ziffern gekennzeichnet und entsprechen der Nummerierung in Abbildung 1. Die Überwachung risikogefährdeter Patienten (1) erfolgt im häuslichen oder mobilen Umfeld. Je nach Krankheitsbild lassen sich mit Hilfe von Sensoren verschiedene Vitalparameter (Blutdruck, Puls, Sauerstoffsättigung, etc.), aber auch andere physiologische Messdaten wie Gewicht oder Blutzucker kontinuierlich messen. Diese werden an eine Überwachungseinheit (2) gesendet, wo sie gesammelt und ausgewertet werden. Von dort werden sie an ein telemedizinisches Zentrum (4) oder einen Haus- oder Facharzt (3) übertragen. Über ein weiteres Kommunikationsgerät, wie z.B. dem Mobiltelefon oder einem Personal Digital Assistent (PDA), kann der Patient Rückantworten des Arztes empfangen oder etwa an die Medikamenteneinnahme oder durchzuführende Messungen erinnert werden. Außerdem kann das telemedizinische Zentrum (4) bei Bedarf den Kontakt zum Patienten herstellen, Informationen über seinen Gesundheitszustand weitergeben und Vorschläge zum Verhalten machen. Wichtig ist dabei zu erwähnen, dass in jedem Fall, der verantwortliche Haus- oder Facharzt (3), der in diesem Monitoringprozess eingebunden ist, die Therapiehoheit behält und alle Informationen, personalisierte Therapieempfehlungen entsprechend der gültigen Leitlinien und der spezialisierten Expertise des Zentrums (4) erhält.[9] Bei kritischen Messergebnissen, kann vom medizinischen Betreuer ein Notruf ausgelöst werden und gegebenenfalls auch ein Notarztwagen angefordert werden (5).[10]

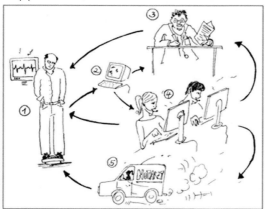

Abb. 2: Teilnehmer des Telemonitoring (Quelle: Häcker/Reichwein/Turad, 2008), S.10

Insbesondere im Bereich der chronischen Erkrankungen in der Kardiologie kann mit Hilfe telemonitorischer Überwachung im häuslichen Umfeld drohenden Dekompensationen rechtzeitig entgegengesteuert werden. Auch in anderen Bereichen der Inneren Medizin, wie beispielsweise den Bluthochdruck und der Diabetologie hilft das Telemonitoring die Qualität der Patientenversorgung zu verbessern. Diese Form der engmaschigen Begleitung wird von den Patienten sehr begrüßt.[11] Pflegende Angehörige können durch diese Fernbetreuung ebenso unterstützt und entlastet werden. Auf Telemonitoring bei Patienten mit chronischen Erkrankungen, wie Herzinsuffizienz, Lungenerkrankungen und Diabetes mellitus, sowie Telemonitoring für Senioren wird in der vorliegenden Arbeit noch gesondert eingegangen. Eine Ergänzung zum Telemonitoring speziell für Ältere und Pflegebedürftige, bietet das Ambient Asissted Living (AAL),

---

[9] Vgl.: http://www.vde-kongress.de/WBB/PMM/Telemonitoring+Patientennahe+Prävention/ aufgerufen am 22.05.2011
[10] Vgl.: Häcker/ Reichwein/ Turad (2008) S.10
[11] Vgl.: J. Butz, N. Titel: Voraussetzungen für gute Telemedizin in Deutschland. In: Duesberg, F. (Hrsg.): e- Health 2011, Solingen (2010), Seiten 13-15.

das in den letzten Jahren immer mehr an Bedeutung gewonnen hat. Es lässt sich am besten frei mit Altersgerechtes Assistenzsystem für ein gesundes und unabhängiges Leben übersetzen. Es sind Konzepte, Produkte und Dienstleistungen, die mit technischen Unterstützungssystemen das häusliche und soziale Umfeld miteinander verbinden, mit dem Ziel, die Lebensqualität der Menschen in allen Lebenslagen zu erhöhen. AAL soll besonders den Senioren und pflegebedürftigen Menschen so lange wie möglich ein selbstbestimmtes und autonomes Leben in vertrauter Umgebung ermöglichen.[12] Auf dieses altersgerechte Assistenzsystem werden die Autorinnen noch in einem gesondertes Kapitel eingehen.

1.2 Geschichte und Entwicklung der Telemedizin und Telemonitoring

Hört man das Wort Telemedizin, denkt man sofort an eine innovative Erfindung der heutigen Zeit. Jedoch kann dieser Bereich auf eine lange Geschichte zurückblicken. Erste Grundsteine wurden schon im Mittelalter gelegt, als man Informationen über die Beulenpest, mittels Heliographen und Signalfeuer europaweit übermittelte. Das ist nur ein Beispiel welches zeigt, dass die Bevölkerung schon damals Mittel und Wege fand, sich über eine gewisse Distanz hinweg untereinander zu verständigen. Auch die Kommunikation auf postalem Wege war besonders bei wohlhabenden Familien gängig. So verschickten sie z.B. Urinproben zum Arzt, welcher dann anhand von Auswertungstabellen in der Lage war, bestimmte Diagnosen zu stellen. Mitte des 19. Jahrhunderts war der Postdienstleistungsbereich so weit entwickelt, dass er für jedermann zugänglich war. Diese Entwicklung war von großer Bedeutung und erleichterte die Arbeit der Ärzte sehr. Von nun an war es jedem möglich, dem Arzt seine Beschwerden per Brief zu mitzuteilen, um anschließend eine Rückantwort mit Diagnose und Anweisungen zu erhalten[13]. Mitte des 19. Jahrhunderts wurde auch die Telegrafie eingeführt. Diese fand schnell ihren Einsatz in der Gesundheitsversorgung. So wurde sie z.B. im ersten Weltkrieg eingesetzt, als man diese zur Übertragung von Verwundetenlisten nutzte oder zur Bestellung von

---

[12] Vgl.: http://www.medi-informatik.de/lex/AAL, aufgerufen am 01.06.2011
[13] Vgl.: Ferrer-Roca, O./ Sosa-Iudicissa, M. (1999), S. 2f

medizinischen Gütern. Technologische Weiterentwicklungen des Telegrafen haben später sogar die Übertragung von Röntgenbildern zugelassen[14]. Ein weiteres Beispiel für die Nutzung von Telegrafie im medizinischen Bereich wird in einem dokumentierten Fall vom Jahr 1905 beschrieben. Damals konsultierte ein Dorfarzt telegrafisch einen Chirurgen in einer größeren Stadt, um zu fragen, wie er seinen verletzten Patienten behandeln kann. Der Chirurg konnte durch den Einsatz der Telegrafie eine Operationsanleitung geben und der Patient wurde erfolgreich behandelt (vgl. Schwanitz, S. 9)[15]. Die Telegrafie wurde in den meisten Teilen Europas und den USA schnell durch das Telefon ersetzt, nur in Australien wurde er wegen der enormen Distanzen noch sehr viel länger genutzt. Die Erfindung des Telefons Ende des 19. Jahrhunderts war ein weiterer wichtiger Meilenstein in der Kommunikation und der Geschichte der Telemedizin. Im Jahre 1910 war das Telefon so weit entwickelt, dass es nicht nur für Sprechverbindungen genutzt werden konnte. Erstmals wurden Töne mit einem Stethoskop verstärkt und über ein einfaches Telefonnetz übertragen. Es folgten das erste Elektrokardiogramm und Elektroenzephalogramm. Für ungefähr 50 Jahre blieb das Telefon die Hauptstütze in der Gesundheitsversorgung[16]. Eine nächste weitreichende und sehr bedeutende Entwicklung Ende des 19. Jahrhunderts war die Kommunikation über Radio. Diese fand anfänglich durch Morsecodes statt, später dann durch Stimme. Die Bedeutung des Radios wurde auch unter Seefahrern schnell erkannt und das Radio zur medizinischen Beratung eingesetzt. 1920 wurde das „Seaman's Church Institute" in New York, eine der ersten Organisationen, die Medizinische Beratung über das Radio für Seeleute angeboten haben, gegründet. Ein weiterer wichtiger Meilenstein in der Entwicklung der Telemedizin war die Einführung des Fernsehens. Videoüberwachung und Video-Kommunikation folgten in den späten 1950ern und wurden als erstes von medizinischem Personal in klinischen Situationen eingesetzt. Dem Kanadier Jutras gelang es im Jahr 1959 zwei Krankenhäuser in Montreal durch ein kabelgestütztes TV-System miteinander zu verbinden. Durch dieses System konnten Röntgenbilder über eine Entfernung von bis zu

---

[14] Vgl.:
http://www.itg.be/tempupload/uploadfolder/Telemedicine/Introduction%20to%20
Telemedicine.pdf, aufgerufen am 26.05.11
[15] Vgl.: Schwanitz, R. (2009), S. 9
[16] Vgl.: Wooton, R./ Craig, J./ Patterson, V. (2011), S. 6f

fünf Meilen übertragen werden. Zu dieser Zeit ist auch der Begriff „Teleradiologie" entstanden. Bereits 1964 wurde z.b. die erste interaktive Videoverbindung zwischen dem „Nebraska Psychiatric Institute" in Omaha und dem ca. 180 Kilometer entfernten „State Mental Hospital" in Norfolk eingerichtet. Dieses System erlaubte wechselseitige Konsultationen zwischen Spezialisten und Allgemeinmedizinern und erleichterte die Aus- und Fortbildung zwischen den Standorten. Die „National Aeronautics and Space Administration" (NASA) nutzte Mitte der 1960er medizinische Telemetrie-Programme zur Überwachung der Vitalparameter ihrer Astronauten im Weltall[17]. Das erste vollständige System wurde 1967 installiert. Es hat Ärzte aus dem „Massachusetts General Hospital" und Patienten der „Logan International Airport Medical Station" miteinander verbunden. Durch dieses telemedizinische System war es erstmals möglich, eine 24-Stunden Gesundheitsversorgung für Passagiere und Flughafenpersonal, betreut durch Pflegepersonal, anzubieten. Ein Arzt wurde bei Bedarf über die audiovisuelle Verbindung hinzugezogen[18]. Besonders in den USA wurden Ende der 1960er bis Anfang der 1970er Gelder von der Regierung für telemedizinische Projekte zur Verfügung gestellt. Die meisten Projekte wurden in ländlichen Gegenden durchgeführt, dort wo die medizinische Versorgung schwierig war. Trotz der hohen Anzahl an Projekten blieben die erhofften endgültigen Rückschlüsse aus. Eher wurde die eine oder andere Fragen beantwortet. Andere Ergebnisse erforderten jedoch noch mehr Forschungsarbeit, um Antworten zu finden. Durch die Projekte aber konnten Wissenschaftler z.B. beweisen, dass das Stellen von Ferndiagnosen durch den Einsatz von interaktiver Telekommunikation durchaus möglich war. Außerdem bewiesen die Forschungsergebnisse, dass Röntgenbilder, medizinische Aufnahmen und Labordaten erfolgreich übermittelt werden konnten. Die technologische Basis für Telemedizin war geschaffen[19]. In den 1970er Jahren wurde erstmals der Begriff „Telemedizin" beschrieben. Er fasste Informations- und Kommunikationstechnologien in medizinischen Behandlungssituationen zusammen. Es folgten weitere telemedizinische Entwicklungen auf verschiedenen Gebieten, wie z.B. in der Kardiologie,

---

[17] Vgl.: http://www.ncbi.nlm.nih.gov/pmc/articles/PMC226126/pdf/mlab00098-0087.pdf, aufgerufen am 27.05.11
[18] Vgl.: Wooton, R./ Craig, J./ Patterson, V. (2011), S. 6f
[19] Vgl.: http://www.ncbi.nlm.nih.gov/pmc/articles/PMC226126/pdf/mlab00098-0087.pdf, aufgerufen am 27.05.11

Pathologie, Chirurgie oder auch Dermatologie. Die passenden Begriffe wie Telekardiologie, Telechirurgie, Telepathologie, etc. entstanden in dieser Zeit parallel. In Deutschland gehört der Einsatz von Hausnotrufsystemen für alleinste-
hende Senioren im Jahr 1973, welches vom „St. Willehad Hospital" in Wil-
helmshaven organisiert wurde, zu einer der ersten telemedizinischen Anwendungen. Damals wurden Telefonketten gebildet. Speziell für dieses Programm
hat der damalige Krankenhausdirektor vierzig Teilzeitkräfte eingestellt. Um mobil zu bleiben, wurden Autos und Fahrräder für dieses Programm mit Funk ausgestattet. Das Modell scheiterte anfänglich, 1979 ging dann das erste einsatz-
fähige Hausnotrufsystem an den Start[20]. In den 80er Jahren wurde die Telemedizin durch eine weitere Entwicklung bereichert. Die ersten digitalen Videokonferenzsysteme kamen auf den Markt. 1986 z.B. starteten die Mayo Kliniken in
den USA ein Programm, welches es Ärzten ermöglichte, trotz weit entfernter
Campi, untereinander über Satelliten zu kommunizieren. Die verfügbaren technischen Möglichkeiten wurden schon damals besonders für das Management
von Notfallpatienten im Klinikalltag genutzt.

Die zweite Generation der Telemedizin wurde in den 1990er Jahren geboren
und Mitte der 90er der Begriff „Telematik" im Gesundheitswesen geschaffen[21].
Darüber hinaus bekamen Forscher und Entwickler zu dieser Zeit neuen An-
sporn durch die großen Schritte in der Entwicklung und den neuen Technologien in der Kommunikationstechnik. Zu den wichtigsten Entwicklungen dieser
Zeit zählen z.B. neue Verfahren zur Digitalisierung, die Einführung kostengüns-
tiger Computersysteme oder auch Entwicklungen in der Mikroelektronik. Jetzt
waren auch telemedizinische Aktivitäten in Echtzeit, wie z.B. Videokonferenzen
möglich. Denn viele Videokonferenzsysteme waren nun computerbasiert. Das
Word Wide Web, das durch Berners-Lee Ende der 90er Jahre eingeführt wurde, machte es fortan möglich auf verschiedenen Computern gespeicherte Daten miteinander zu verknüpfen. UMTS, Infrarot, Bluetooth, die Kommunikation
über Satelliten, aber auch die ständigen Entwicklungen der Geräte in der Mobil-
funkkommunikation ermöglichen ein ständiges Fortschreiten in der Branche[22].

---

[20] Vgl.: Marx, J. Deutsches Rotes Kreuz (2006), S. 5f, pdf
[21] Vgl.: Häcker/Reichwein/Turad (2008), S. 7
[22] Vgl.: Ferrer-Roca, O./ Sosa-Iudicissa, M. (1999), S.2f

Ende der 90er wurde infolge der New Economy der Begriff eHealth geboren. Dieser Begriff überträgt die Idee des eCommerce als elektronischer Marktplatz für Gesundheitsleistungen (wie z.b. Medikamente, Heil- und Hilfsmittel, elektronische Patientenakte, elektronisches Rezept, ambulante, stationäre und telemedizinisches Behandlungsleistungen) auf das Gesundheitswesen. Der Begriff eHealth gilt seither als Überbegriff für alle Anwendungen elektronischer Medien im Bezug auf die medizinische Versorgung und anderen Gesundheitsdienstleistungen[23] (siehe auch Abbildung 3). Telecare, Robotik, Telemonitoring, Krankenhausinformationssysteme (KIS), Arztinformationssysteme (AIS), Telekonsultation, elektronische Gesundheitskarte (eGK), oder elektronische Gesundheitsakte (eGA) sind nur einige von vielen Begriffen, die sich hinter dem Wort eHealth verbergen. Im Jahr 2000 kam das Herz Handy® von der Firma Vitaphone auf dem Markt. Dieses Handy war das erste dieser Art und kombinierte Funktionalität eines marktüblichen Mobiltelefons und die Zuverlässigkeit eines technologisch ausgereiften Diagnostik Instruments[24]. 2006 wurde zum ersten Mal die eGK in acht Testregionen in Deutschland erprobt, welche dann ab 2007 kontinuierlich mit ersten Anwendungen eingeführt wurde. Dieser Prozess ist bis heute noch nicht abgeschlossen[25]. In den letzten 10 Jahren hat sich die Telemedizin so weit entwickelt, dass sie im modernen Gesundheitsmarkt nicht mehr wegzudenken ist. Technologisch sind keine Grenzen mehr gesetzt. Der Markt hält ein weites Spektrum an Anwendungen bereit.

---

[23] Vgl.: Häcker/Reichwein/Turad (2008), S. 7
[24] Vgl.: http://www.vitaphone.de/unternehmen/historie.html, aufgerufen am 27.05.11
[25] Vgl.: Haas, P. (2006), S. 222

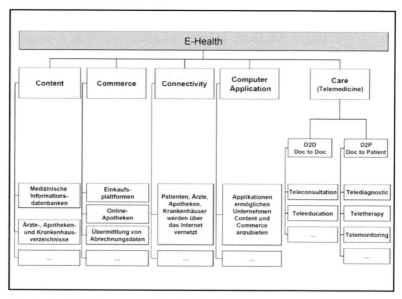

Abb. 3: Die fünf Säulen der eHealth (Quelle: Behrendt, König, Krystek 2009), S.76

Die Entwicklungen und Meilensteine ab dem Jahr 2000 bis heute werden im Kapitel 1.4 „IST-Zustand des telemedizinischen Marktes in Deutschland" noch einmal ausführlicher thematisiert.

1.3 Bisherige Anwendungsbereiche der Telemedizin

Der telemedizinische Markt hat sich in den letzten Jahren sehr weit entwickelt und hält ein weites Spektrum an Anwendungen bereit. Dieses Kapitel gibt einen Überblick über die bereits vorhandenen Anwendungsbereiche. Auf Erklärungen einzelner Technologien und Geräte wird in diesem Teil bewusst verzichtet, da diese in den folgenden Kapiteln näher erläutert werden.

In Deutschland gibt es zum jetzigen Zeitpunkt ungefähr 265 telemedizinische Dienste und Projekte. Diese werden in zwei Hauptgruppen aufgeteilt: „Doktor zu Patient"- und „Doktor zu Doktor"-Anwendungen. Im Bereich „Doktor zu Patient" haben sich speziell Telemonitoring-Anwendungen aus dem kardiologischen Sektor etabliert. Dies ist besonders erfreulich, da hier ein erhöhter

Handlungsbedarf aufgrund des demographischen Wandels besteht. Besonders die Überwachung und Behandlung von Krankheitsbildern wie chronische Herzinsuffizienz (Herzmuskelschwäche), Koronare Herzkrankheit, Herzrhythmusstörungen und Hypertonie stehen in der Telekardiologie im Mittelpunkt. Durch den Einsatz von Informations- und Kommunikationstechnologie (IKT) ist heutzutage auch das Überwachen von Patienten mit implantiertem Herzschrittmacher oder Defibrillator kein Problem mehr. Weitere Anwendungen auf diesem Gebiet sind das postoperative Monitoring nach Herzklappen- oder Bypass- Operationen und Telerehabilitation, welches eine gute Alternative zur ambulanten Rehabilitation für den Patienten darstellt. Aber auch andere Bereiche etablieren sich. Dazu gehören u.a. die Teleneurologie, Telediabetolgie oder Telepsychiatrie. Eine große Unterstützung im Stellen von Diagnosen bietet die Teleradiologie und Telediagnostik. Hier ist z.b. der Einsatz von IKT zur Risikofrüherkennung von Schlafapnoe erwähnenswert. Ein weiteres Beispiel für Telediagnostik ist der Einsatz von Mammographie-Bussen, die durch das Land fahren, um Mammographien durchzuführen. Die Bilder werden als Film gespeichert und auf einen Zentralrechner weitergeleitet. Anschließend werden die Filme von zwei unabhängigen Ärzten befundet. Die Teletherapie und Onlinesprechstunde erleichtert die Behandlung von Patienten, die z.B. insulinpflichtig sind (bei Diabetes) oder auch gerinnungshemmende Medikamente einnehmen müssen. Für die Notfallbehandlung von Passagieren in Flugzeugen oder auf Schiffen bietet der deutsche Telemedizin-Markt mittlerweile auch gut entwickelte Konzepte. Diese erlauben über eine Videokonferenz mittels Satelliten mit einem Arzt zu kommunizieren und den Patienten vor Ort zu versorgen.

Auch in der Kategorie „Doktor zu Doktor" bietet der telemedizinische Markt ein weites Spektrum. Hier ist vor allem die Telekonsultation zu nennen. Diese bietet Ärzten innerhalb Deutschlands, aber auch weltweit, die Möglichkeit des Austausches und der Beratung untereinander. Weit verbreitet ist auch der Einsatz von Arztinformations- oder Krankenhausinformationssystemen. Diese garantieren die lückenlose Dokumentation und Verfügbarkeit von Daten jeweils im ambulanten oder stationären Bereich[26]. Die Telechirurgie ist eine relativ

---

[26] Vgl.: www.iat.eu/ehealth, aufgerufen am 28.05.11

junge Entwicklung auf dem Gebiet der telemedizinischen Anwendungen. Dabei übernehmen Roboter die Position der Operateure. Die Steuerung findet mit dafür vorgesehener IKT von einem beliebigen Ort aus statt. Der menschliche Operateur kann dadurch nicht ersetzt werden, aber der Einsatz von Robotern macht es z.b. möglich, Experten für spezielle Eingriffe weltweit einzusetzen[27]. Des Weiteren hat sich der Bereich des Wissensmanagement mittlerweile gut etabliert. Dieses ermöglicht durch webbasierte Informations- und Expertensysteme, dass medizinisches Personal, wann immer es gebraucht wird, Informationen, Rat und Wissen zu bestimmten Themen beziehen kann. Die Zahl der Anbieter für telemedizinische Anwendungen steigt stetig. Hierbei muss zwischen Geräte- und Zubehörhersteller, Dienstleistungsanbieter, Plattformprovider und Anbieter die „Komplettpakete" zur Verfügung stellen, unterschieden werden.

1.4 IST-Zustand des telemedizinischen Marktes in Deutschland

Der rapide technologische und medizinische Fortschritt in Deutschland lässt für telemedizinische Anwendungen große Aufmerksamkeit und Verbreitung erwarten. Starke Impulse kommen aus den führenden Märkten wie den USA, Israel und Skandinavien.[28] Dennoch bleibt die Realität der Telemedizin in der Bundesrepublik bisher weit hinter den Erwartungen zurück. Bereits seit den 90er-Jahren wird das Thema in der Fachliteratur intensiv diskutiert. Die Innovationen sind zwar vorhanden und technisch möglich, doch die Umsetzung erfolgt oft nur in kleineren Pilotprojekten. Die industriellen Machbarkeiten stehen im Gegensatz zum Ist-Zustand des telemedizinischen Marktes in unserem Land. Gleichwohl haben in den letzten Jahren die raschen Veränderungen in der Anwendung moderner Kommunikationsmedien zu einer Zunahme der elektronischen Vernetzung von Einrichtungen geführt. In der unmittelbaren Patientenbehandlung etablieren sich immer mehr medizinische Versorgungsmodelle, die sich telemedizinische Verfahren zu Nutze machen. In fast allen Fachbereichen der Medizin gibt es mittlerweile telemedizinische Versorgungsmodelle. Anhand von Pilotprojekten, werden Patienten in vielen unterschiedlichen Regionen Deutsch-

---

[27] Vgl.: Schwantiz, R. (2009), S. 16
[28] Vgl.: Häcker/ Reichwein/ Turad (2008) S.59

lands bereits heute telemedizinisch betreut. Diese neuen Versorgungsmodelle beeinflussen das Verhältnis zwischen Arzt und Patient. Hier stehen Ärzte und Patienten vor großen Herausforderungen, die dynamische Entwicklung im Bereich der Telemedizin aktiv zu gestalten.[29] In den vergangenen zwanzig Jahren wurden rund 450 Telemedizin-/ eHealth-Projekte der EU mit einer Budgetsumme von über 1 Milliarde Euro gefördert.[30] Einige dieser Projekte werden in der vorliegenden Arbeit vorgestellt.

Zu den telemedizinischen Anwendungen zählt auch die elektronische Gesundheitskarte (eGK), deren Einführung immer noch nicht abgeschlossen ist, obwohl die rechtliche Verpflichtung bereits zum 01.01.2004 gesetzlich festgelegt wurde. Mit dem Modernisierungsgesetz der gesetzlichen Krankenversicherung (GKV-GMG) aus dem Jahr 2003 wurde gemäß § 291a SGB V (Fünftes Buch des Sozialgesetzbuches) beschlossen, die bisherige Krankenversicherungskarte durch die eGK bis zum Jahr 2006 zu ersetzen.[31] Auf dieser Mikroprozessorkarte können Informationen zu Krankheit und Behandlungsverlauf sicher hinterlegt werden, die nur durch befugte Personen, wie Arzt oder Apotheker, die sich zuvor mit einem gültigem elektronischen Heilberufsausweis (eHBA) identifizieren müssen, gelesen werden. Ferner haben die Versicherten selbst die Möglichkeit, mittels eines sechsstelligen PINs, die Daten des Chips einzusehen.[32] Für die Einführung dieser Chipkarte wurde eigens die Betriebsorganisation Gematik (Gesellschaft für Telematik-Anwendungen der Gesundheitskarte mbH) im Jahr 2005 gegründet. Hier kam es zu terminlichen Unvereinbarkeiten zwischen dem Bundesministerium für Gesundheit und der Gematik, so dass sich die geplante Einführung verzögerte.[33] Im Jahr 2005 verabschiedete die Bundesregierung eine Neufassung der Verordnung über Testmaßnahmen für die Einführung der elektronischen Gesundheitskarte in vier Stufen. Im Auftrag der Gematik führen Ärzte in Praxen und Kliniken, Apotheker und Versicherte zu-

---

[29]Vgl.: Butz, J. in eHealth 2011 (2010), S. 13ff
[30]Vgl.: Trill, R. in eHealth 2011 (2010), S. 16ff
[31]Vgl.: §291 a SGB V, Elektronische Gesundheitskarte
[32]Vgl.: http://www.gematik.de/cms/de/egk_2/egk_3/egk_2.jsp, aufgerufen am 27.05.11
[33]Vgl.:http://www.e-health-com.eu/fileadmin/user_upload/dateien/Downloads/C_A_P_Analyse_120 11_Telemedizin.pdf. aufgerufen am 27.05.11

nächst in sechs Regionen umfangreiche Tests durch und erproben die Anwendungen im Praxisalltag. Das Testverfahren läuft derzeit noch.[34] Zeitgleich werden die Praxen im sogenannten Basis-Rollout flächendeckend mit den notwendigen Kartenlesegräten ausgestattet, die sowohl die bisherige Krankenversicherungskarte, als auch die neue Gesundheitskarte auslesen können. Um Anreize für die zügige Einführung der elektronischen Gesundheitskarte zu schaffen, hat der Bundestag im Rahmen des GKV-Finanzierungsgesetzes für die Selbstverwaltungen eine gesetzliche Regelung beschlossen (§4 Abs. 4 SGB V). Demnach muss eine Krankenkasse, die bis Ende 2011 nicht mindestens 10 Prozent ihrer Versicherten mit der neuen Gesundheitskarte ausgestattet hat, eine Minderung ihrer Verwaltungsausgaben in 2012 um 2 Prozent gegenüber 2010 hinnehmen. Die Bundesregierung geht davon aus, dass sich die bundesweite Ausstattung aller Praxen mit Karatelesegeräten und die im Rahmen der Neuregelung vorgesehene Ausgabe der Gesundheitskarte an die Versicherten in 2011 realisieren lässt.[35] Weitere telemedizinische Anwendungen, wie die elektronische Patientenakte und die elektronische Gesundheitsakte etablieren sich nur langsam. Telemedizin wird im Koalitionsvertrag einer Bundesregierung erstmals ausdrücklich erwähnt. Die Notwendigkeit einer Telematikinfrastruktur für Deutschland wird verdeutlicht, um technische Vorrausetzungen zu schaffen, damit medizinische Daten im Bedarfsfall sicher und problematisch ausgetauscht werden können. Als besonders sensibles Verhältnis muss die Arzt-Patientenbeziehung ausdrücklich geschützt werden. Datenschutz und informationelle Selbstbestimmung der Patienten haben die höchste Priorität. Vor einer weiteren Umsetzung wird eine Bestandsaufnahme vorgenommen, bei der unter anderem Geschäftsmodell und Organisationsstruktur der Gematik und die bisherigen Erfahrungen in den Testregionen überprüft und bewertet werden. Danach wird entschieden, ob eine Weiterarbeit auf Grundlage der Strukturen sinnvoll und möglich ist. (Koalitionsvertrag zwischen CDU, CSU und FDP, 17.

---

[34]Vgl.:http://www.e-health-com.eu/fileadmin/user_upload/dateien/Downloads/ C_A_P_Analyse_1
2011_Telemedizin.pdf. aufgerufen am 27.05.11
[35]Vgl.:http://www.bmg.bund.de/krankenversicherung/elektronische-gesundheitskarte/stufenweise-einfuehrung.html, gelesen 27.05.2011

Legislaturperiode, 27.10.2009, Seite 83)[36] Der ehemalige Bundesgesundheits-
minister Philipp Rösler führte dazu aus: „Wir gehen den Aufbau der Telematikinfrastruktur schrittweise an und beginnen mit einer erweiterten und daten-
schutzrechtlich sichereren Krankenversichertenkarte. Die Realisierung weiterer
medizinischer Anwendungen wird so lange mit einem unbefristeten Moratorium
belegt, bis praxistaugliche, höchsten datenschutzrechtlichen Anforderungen
entsprechende Lösungen vorgelegt werden." [37] Die unten aufgeführte Tabelle 1
macht deutlich, welche Meilensteine in der nationalen Entwicklung im Bereich
telemedizinischer Anwendungen in Deutschland bis jetzt erreicht wurden.[38]

1996 - 1998	Forum Info 2000, BMGS-moderierte Arbeitsgruppe 7 „Telemati-kanwendungen im Gesundheitswesen"
1998	Roland Berger Studie wird vorgelegt
1998	Kienbaum Studie wird vorgelegt
1999	Gründung der ATG „Aktionsforum Telematik im Gesundheitswesen" der GVG, Abschlussbericht in 2000
2001	Beschluss der Gesundheitsministerkonferenz zur Gesundheits-telematik
2001	Studie zu „Europäische und internationale Perspektiven von Tele-matik im Gesundheitswesen" (GVG 2001)
2001	Thesenpapier der Fachgesellschaft GMDS
2002	Gemeinsame Erklärung der Spitzenorganisationen zum Einsatz von Telematik im Gesundheitswesen
2003	Ausschreibung der GVG zum elektronischen Rezept
2003	Gesundheitsmodernisierungsgesetz mit Passagen zur Einführung der Elektronischen Gesundheitsakte
2003	Bit4health Ausschreibung und Vergabe
2003	Spezifikation der Health Professional Card Version 2 wird in den Ländern verabschiedet

---

[36] Vgl.: http://www.kv-telematik.de/faq/index.php?id=316&print=1&no_cache=1,
aufgerufen am 28.05.11
[37] Vgl.: http://www.e-health-
com.eu/fileadmin/user_upload/dateien/Downloads/C_A_P_Analyse_1-
2011_Telemedizin.pdf, gelesen am 26.05.11
[38] Vgl.: Haas, P. (2006), S.222

2004	Rahmenarchitektur wird vorgelegt
2005	Verabschiedung des Gesundheitstelematikgesetzes
2005	Gründung der nationalen Gesellschaft „Gematik" – Gesellschaft für Telematikanwendungen im Gesundheitswesen
Ende 2005	Lösungsarchitektur wird vorgelegt und verabschiedet
2006	8 Testregionen in Deutschland testen die Elektronische Gesundheitskarte (eGK)
Ab 2007	Sukzessive Einführung der eGK mit ersten Anwendungen

Tabelle 1: Meilensteine der nationalen Entwicklung, Quelle: entnommen aus Haas, Peter (2006): Gesundheitstelematik. Grundlagen Anwendungen Potenziale. Berlin, Heidelberg: Springer-Verlag, S.222

1.5 Telemedizin International

In vielen Ländern der Welt wird die Entwicklung der Telemedizin immer mehr vorangetrieben und genießt einen hohen Stellenwert. Die Gründung telemedizinischer Institute und Interessengemeinschaften, welche die Integration und die Kommunikation über Ländergrenzen hinweg anstreben, macht dies deutlich. Zwei Institute sind hier besonders zu erwähnen, zum einen das EHTEL European Health Telematic Association (www.ehtel.org) und zum anderen die International Society for Telemedizin & eHealth (ISfTeH) (www.isf.net). Die Europäische Union (EU) koordiniert und bezuschusst jene Mitgliedsländer, die Online-Gesundheitsdienste und Teleberatung anbieten möchten. Ziel der EU ist es damit, einen „europäischen Raum der elektronischen Gesundheitsdienste" zu schaffen.[39] Außerdem sollten alle Mitgliedsländer der EU bis Ende 2005 sogenannte eHealth Aktionspläne erstellen. Hier sollte die nationale Richtung zur Einführung elektronischer Gesundheitsdienste vorgegeben werden und bis 2008 schrittweise umgesetzt werden.[40] Der Überblick im europäischen Markt wird durch unterschiedliche Entwicklungsstufen innerhalb der einzelnen Länder

---

[39] Vgl.: Häcker/ Reichwein/ Turad (2008) S.97
[40] Vgl.: Europäische Kommission, 2004, S.18 ff.

erschwert. Außerdem ist für die Verbreitung telemedizinischer Anwendungen neben den geografischen Gegebenheiten, auch die Prävalenz der klassischen chronischen Herz-Kreislauf-Erkrankungen relevant. Bei höherem Bedarf, entsteht ein größeres Angebot.[41] Es ist zu beobachten, dass in der Umsetzung und Verbreitung von Telemedizin ein Nord-Süd Gefälle besteht, wobei die fortgeschrittenen Anwendungen eher im Norden zu verzeichnen sind. Ein weiterer Grund für die erfolgreichere Einführung telemedizinischer Anwendungen, ist die zentralisierte und staatlich finanzierte Struktur, wie sie beispielsweise in Skandinavien und Großbritannien vorzufinden ist. Außerdem spielt die Internetnutzung der Bevölkerung eine nicht unerhebliche Rolle. So zeigt das Ergebnis der „European Senior Watch Survey", dass in Schweden, Finnland, Dänemark, England, Irland und den Niederlanden die Anzahl der Internetnutzer über 50 Jahren bis zu doppelt so hoch ist, wie der EU-Durchschnitt. Während Frankreich, Deutschland, Österreich, Belgien und Luxemburg im Durchschnitt liegen, bleibt die Internetnutzung der über 50jährigen in den Mittelmeerländern, wie Spanien, Portugal, Griechenland und Italien zum Teil weit hinter dem EU-Durchschnitt zurück.[42]

Aufgrund der geringen Bevölkerungsdichte sind die skandinavischen Länder gut geeignet für die Anwendung der Telemedizin. Hier kommen auf einen Quadratkilometer nur 10-20 Einwohner, gegenüber 113 in der EU und sogar 230 in Deutschland. Außerdem kommen bei geringer Arztdichte in Finnland, Schweden und Norwegen auf einen Arzt 350 Einwohner, während es beispielsweise in Italien nur 170 sind.[43] Telemedizin ist in Schweden schon ein integrierter Teil des Gesundheitssystems. Bereits in 75 Prozent der Kliniken werden telemedizinische Anwendungen angewandt und erprobt. Da in Schweden ein großer Mangel an Ärzten und medizinischem Personal, besonders im spärlich besiedelten Norden, zu erwarten ist, wird hier der Telemedizin ein großes Potenzial zugeschrieben.[44] Die Finanzierung und Planung der Gesundheitsversorgung der Bevölkerung unterliegt den einzelnen Provinzen, die unter

---

[41] Vgl.: Häcker/ Reichwein/ Turad (2008) S.99
[42] Vgl.: Häcker/ Reichwein/ Turad (2008) S.34
[43] Vgl.: Perlitz, U. (2008). Mediziner: Chancen durch neue Einnahmefelder. Deutsche Bank Research. Aktuelle Themen 408. Frankfurt am Main.
[44] Vgl.: Häcker/ Reichwein/ Turad (2008), S.103

anderem für die Mittelverteilung zuständig sind. In Norwegen und Schweden ist die Bereitstellung der technischen Infrastruktur bereits so weit fortgeschritten, dass hier über geschlossene Netze, bereits eine flächendeckende Telemedizinanwendung zur elektronischen Kommunikation und Interaktion im Gesundheitsbereich möglich ist. Die elektronische Datenerfassung ist hier schon standardisiert.[45] In Norwegen ist die elektronische Patientenakte bereits eingeführt, Hausärzte und Fachärzte sind dem System fast ausnahmslos angeschlossen und rund 97% aller Kliniken nehmen daran teil. Durch Förderung von telemedizinischen Anwendungen soll der Telemedizingebrauch im häuslichen Umfeld gesteigert werden.

In der Schweiz können Patienten bereits über Telekonsultation mit ihrem Arzt kommunizieren. Bei diesem umstrittenen, aber dennoch erfolgreichen Verfahren, bekommen die Versicherten bei vielen Krankenkassen Rabatt, wenn sie sich vor einem Arztbesuch, telemedizinisch betreuen lassen. Beim führenden Schweizer Zentrum für Telemedizin, Medgate, gehen täglich etwa 1000 Anrufe ein, die von Ärzten entgegengenommen werden. In Israel unterhalten die großen Krankenversicherungen eigene 24-Stunden- Hotlines, die mit Krankenschwestern besetzt werden, welche die ärztliche Versorgung außerhalb der Sprechzeiten koordinieren sollen.[46]

Der europäische Markt, auf dem zwischenzeitlich viele Unternehmen tätig sind, kommt im Bereich der Medizintechnik insgesamt auf ein Umsatzvolumen von rund 60 Milliarden Euro und repräsentiert somit etwa ein Drittel des Weltmarktes. Der Anteil der Telemedizintechnik beträgt 8 Prozent, dies sind rund 5 Milliarden Euro.[47] Die EU-Kommission geht davon aus, dass die Wachstumsrate des sogenannten eHealth Marktes in Europa in den nächsten drei Jahren bei rund elf Prozent liegen wird, dies entspricht einer Steigerung von derzeit 25 auf dann knapp 38 Milliarden Euro.[48] Alles in allem ist die internationale Telemedi-

---

[45] Vgl.: http://www.deutsche-bank.de/mittelstand/downloads/Telemedizin_0110. pdf, aufgerufen am 28.05.11
[46] Vgl.: Häcker/ Reichwein/ Turad (2008), S.115 ff.
[47] Vgl.: http://www.deutsche-bank.de/mittelstand/downloads/Telemedizin_0110. pdf,aufgerufen am 27.05.11
[48] Vgl.: http://www.aerzteblatt.de/nachrichten/45475/Telefonkonzerne_ erwarten_Milliarden-Umsaetze_durch_Telemedizin.htm, aufgerufen am 28.05.11

zinbranche zwar gut bis sehr gut vertreten, aber dennoch sehr unterschiedlich entwickelt. Derzeit findet der Einsatz von Telemedizin in Europa noch überwiegend in Modellprojekten statt. Es mangelt vielfach an klarer Strategie für einen breiten Einsatz der Telemedizin.[49] Im Ranking ausgewählter Telemedizinnationen, die von Häcker et al. (2008) umfangreich analysiert wurden, belegt die USA den ersten Platz, es folgen Finnland, England, Schweden und Israel. Bei der Analyse wurden internationale Gesundheitsmärkte auf die nationale Ausprägung ihrer telemedizinischen Entwicklungen untersucht. Deutschland befindet sich im hinteren Mittelfeld auf dem sechsten Platz, gefolgt von Norwegen und der Schweiz als Schlusslicht. Letztere will mit verschiedenen Maßnahmen bis 2015 ihr Telemedizinsystem verbessern, unter anderem mit einer flächendeckenden Einführung eines elektronischen, lebenslangen Patientendossiers, sowie den Ausbau von Online-Diensten.[50]

---

[49] Vgl.: http://www.deutsche-bank.de/mittelstand/downloads/Telemedizin_0110. pdf, aufgerufen am 27.05.11
[50] Vgl.: Häcker/ Reichwein/ Turad (2008), S.143

2 Der Markt für Telemonitoring

Das Telemonitoring ist einer der wichtigsten Teilbereiche der Telemedizin und bietet somit großes Potenzial, sich im Markt zu etablieren. Vor allem unsere alternde Gesellschaft, die immer niedriger werdende Einwohnerdichte in den neuen Bundesländern und die Zunahme von chronischen Erkrankungen wie Diabetes, Herzerkrankungen, oder Atemwegserkrankungen in Verbindung mit Multimorbidität, forcieren hier den Bedarf. Chronisch Kranke sind nicht automatisch alt. Im Gegenteil, besonders der Anstieg von chronischen Erkrankungen bei jungen Menschen ist mit Sorge zu beobachten.

Auf dem europäischen und speziell auf dem deutschen Markt existieren bereits zahlreiche Unternehmen. Deutschland zählt zudem als großer Innovationsführer in der Medizintechnik. Wie schon im Kapitel 1.3 erwähnt, kommt der Markt für Medizintechnik in Europa auf ein ungefähres Umsatzvolumen von 60 Milliarden Euro und bildet so ein Drittel des Weltmarktes. Mit ca. fünf Milliarden Umsatzvolumen hat die Telemedizintechnik einen Anteil von etwa 8 Prozent. Für telemedizinische Systeme wird ein hohes Wachstum im globalen Markt für die kommenden Jahre erwartet[51]. Auch in Deutschland wird sich der Markt für telemedizinische Anwendungen, wie das Telemonitoring, in den nächsten Jahren verbessern. Erste Maßnahmen werden mit dem neuen Versorgungsgesetz, dem Paragraph 87 des Sozialgesetzbuches V, eingeleitet. Im Kapitel 2.3 wird dieser Paragraph näher erläutert. Im Marketing und der Betriebswirtschaftslehre sind verschiedene Modelle und Instrumente gebräuchlich, um eine Branche und den Wettbewerb zu analysieren. Im Folgenden werden das „Fünf-Kräfte-Modell nach Porter" und die SWOT- Analyse vorgestellt und am Beispiel von Telemonitoring angewandt.

---

[51] Vgl.: http://www.deutsche-bank.de/mittelstand/downloads/Telemedizin_0110.pdf, aufgerufen am 03.06.11

2.1 Das Fünf-Kräfte-Modell nach Porter

„Das auf Porter (1980) zurückgehende Fünf-Kräfte-Modell der Wettbewerbsintensität betrachtet die derzeitige Wettbewerbsintensität in einem
Markt sowie vier Faktoren, die die Wettbewerbsintensität beeinflussen.
Diese Faktoren sind die Verhandlungsmacht der Abnehmer, die Bedrohung durch neue Anbieter, die Verhandlungsmacht der Lieferanten und
die Bedrohung durch Substitutionsprodukte/-Dienstleistungen." (Hom-
burg/ Kromer, 2009, S. 469)

Die beiden Professoren Adam Brandenburger und Barry Nalebuff fügen dem
FünfKräfte-Modell einen sechsten Faktor dazu, die Funktion der Komplementärgüter (s. Abbildung 4). Laut Brandenburger und Nalebuff sind dies Produkte
anderer Unternehmen, welche die Produkte des eigenen Unternehmens erweitern und dadurch ihren Mehrwert ermöglichen oder steigern[52]. In der Telemedizin wären das z.B. Breitbandanbindungen, Mobilfunk oder Angebote des be-
treuten Wohnens (Häcker/ Reichwein/ Turad 2008, S. 61). Das Fünf-Kräfte-
Modell findet besonders im strategischen Marketingmanagement seinen Einsatz. Die Ergebnisse dieser Analyse werden oft als Umweltanalyse in die
SWOT-Analyse eingefügt, welche im nächsten Kapitel ausführlich beschrieben
wird.

---

[52] Vgl.: Häcker/Reichwein/Turad (2008), S. 61

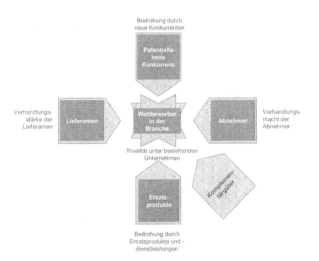

Abb. 4: Fünf Wettbewerbskräfte mit Ergänzung der Komplementärgüter (Quelle: Häcker/ Reichwein/ Turad, 2008), S. 61

Bedrohung durch neue Anbieter

Die Gefahr, dass ein neuer Wettbewerber in den Markt eintritt, ist von zwei Kriterien abhängig. Ein Aspekt ist die Reaktion der etablierten Wettbewerber auf den neuen Anbieter. Darüber hinaus bestimmt die Höhe der Eintrittsbarrieren, ob die Branche für den neuen Anbieter attraktiv ist oder nicht[53]. Im Markt für Telemedizin müssen neue potenzielle Konkurrenten unterschieden werden. Denn so zählen z.b. reine Gerätehersteller in der Regel als typische Lieferanten der Dienstleister. Jedoch können sie sich zu einem Konkurrenten entwickeln, wenn sie ihr Geschäftsfeld beispielsweise durch Diversifikation erweitern und somit zu einem „All in one"-Anbieter werden. Über dieses Potenzial verfügen grundsätzlich alle Anbieter von Monitoring-Geräten, denn physiologische Kenntnisse sind eine Prämisse, um in den telemedizinischen Markt einzutreten. Auf der anderen Seite gibt es die Telekommunikations- und Technologie-Konzerne. Besonders globale Konzerne sind bemüht in den Telemonitoring-Markt Europas einzutreten. Trotzdem der Marktanteil großer Konzerne

---

[53] Vgl.: Unveröffentlichtes Lehrmanuskript, Dr. Bültel, Strategisches Management, VWA (2010/ 11)

steigt, ist es bisher nur wenigen gelungen, sich in diesem Bereich zu etablieren. Kleinere Unternehmen haben es in dieser Branche einfacher, da sie meist
keine stark ausgeprägten hierarchischen Entscheidungsstrukturen haben und
dadurch besser mit dem dynamischen Marktgeschehen mithalten können. Ein
anderer Nachteil für große Konzerne ist die fehlende regionale Marktkenntnis.
Allerdings sind sie durch Größe und Kapitalausstattung in der Lage, die benötigten Kompetenzen z.B. in Form von Humankapital einzukaufen. Ein Dritter
möglicher Konkurrent ist die Rüstungsindustrie oder Telecare-Branche, d.h.
die Branche für Alarm- und Überwachungsanlagen. Auch hier gibt es Anbieter
von telemedizinischen Dienstleistungen oder Produkte, die versuchen in den
Markt einzutreten. Durch Kooperationsvereinbarungen oder Entwicklung eige-
ner Produktlinien könnten sie an Wettbewerbsfähigkeit gewinnen[54]. Die Auto-
ren des Buches „Telemedizin-Markt, Chancen, Unternehmensbewertung", J.
Häcker, B. Reichwein und N. Turad, unterstellen diesem Branche jedoch, dass
sie weder über ausreichend medizinische Kompetenz verfügen, noch über essentielle Netzwerkstrukturen oder Kontakte. (Häcker/ Reichwein/ Turad, 2008,
S. 63)

Es gibt insgesamt sieben Ursachen für Markteintrittsbarrieren:

1. Economies of Scale (Betriebsgrößenvorteil): Möchte ein Anbieter in eine
Branche eintreten, so muss er dies mit hohen Produktvolumina tun. Bereits
vorhandene Wettbewerber könnten darauf mit Gegenmaßnahmen reagieren.
Die Möglichkeit, mit niedrigem, Produktvolumen einzutreten gibt es auch, allerdings müsste der Anbieter die damit verbundenen Kostennachteile akzeptieren. Große Unternehmen wie Siemens, Philips, Dräger oder Bosch haben hier
den Vorteil, im Telemonitoring-Markt, die anfallenden Fixkosten auf größere
Bereiche zu verteilen und dadurch die Stückkosten zu senken. Zudem können
Sie ihren Größenvorteil nutzen, sobald der Kundenzugang vorhanden ist.

2. Produktdifferenzierung: Unternehmen, die sich bereits in einer Branche
etabliert haben, genießen einen höheren Bekanntheitsgrad und haben sich in
der Regel eine hohe Käuferloyalität aufgebaut. Neu eintretende Unternehmen
müssen zu Beginn viel investieren, um diese Vorteile auszugleichen. Speziell

---

[54] Vgl.: Häcker/ Reichwein/ Turad (2008), S. 61ff

im Gesundheitssektor werden Qualitätsunterschiede sehr kritisch gesehen. Neueinsteiger haben es eher schwer, sich gegen bereits etablierte Unternehmen, mit gutem Ruf, durchzusetzen.

3. Kapitalbedarf: Um in einen Markt einzutreten, müssen neue Anbieter erst einmal viel investieren. Je mehr Kapitalbedarf für Forschung und Entwicklung, Produktionsanalgen, Werbung usw. gebraucht wird, desto höher ist die Eintrittsbarriere[55]. Besonders im Telemedizin-Markt, wird viel Kapital für die zuvor genannten Dinge benötigt. Des Weiteren befindet sich der Markt aktuell noch immer eher in der Einführungsphase. Wann der Markt in die Wachstumsphase übergeht, ist bisher noch ungewiss, d.h. neue Anbieter müssen so viel Kapital einbringen, dass sie die evtl. noch länger andauernde Einführungsphase überstehen[56]. Dieser Umstand ist speziell für kleine und mittlere Unternehmen erschwerend.

4. Umstellungskosten: Umstellungskosten sind einmalige Kosten, die durch einen Produktionswechsel für den neuen Anbieter entstehen. Diese Kosten könnten z.b. Kosten für die Schulung der Mitarbeiter, für neue Produktionsanlagen bzw. technische Umstellungen o.ä. sein. Müssen hohe Kosten aufgewendet werden, kann dies den Eintritt in den Markt ebenfalls erschweren[57]. Im Bereich Telemonitoring könnte der Wechsel zu einem neuen Anbieter von Telemonitoring-Programmen einer Krankenkasse durch ihre Mitglieder erschwert werden. Zudem können die Akzeptanz von Leistungserbringern und internen Umstellungskosten abschrecken[58].

5. Zugang zu Vertriebskanälen: Etablierte Wettbewerber haben sich ihre Vertriebskanäle schon geschaffen, durch die sie ihre Produkte anbieten. Neue potenzielle Wettbewerber müssen vorab sicherstellen, dass sie sich auch ihre Vertriebskanäle aufbauen bzw. ihre Produkte durch die bestehenden vertreiben können. Je begrenzter die Vertriebskanäle für ein Produkt sind und je mehr dieser Kanäle an etablierte Wettbewerber gebunden sind, desto schwie-

---

[55] Vgl.: Unveröffentlichtes Lehrmanuskript, Dr. Bültel, Strategisches Management, VWA (2010/ 11)
[56] Vgl.: Häcker/Reichwein/Turad (2008), S. 63
[57] Vgl.: Unveröffentlichtes Lehrmanuskript, Dr. Bültel, Strategisches Management, VWA (2010/ 11)
[58] Vgl.: Häcker/Reichwein/Turad (2008), S. 63

riger wird es für den neuen Anbieter in den Markt einzutreten[59]. Die Vertriebskanäle für Telemonitoring sind derzeit noch begrenzt. Krankenkassen z.b. sind
derzeit finanziell stark eingeschränkt. Große Kassen versuchen ihre eigenen
Betreuungsprogramme aufzubauen und kleine Krankenkassen haben häufig
nicht die Anzahl geeigneter Mitglieder. Auch andere Vertriebskanäle wie Krankenhäuser oder Medizinische Versorgungszentren müssen erst noch ausreichend ausgebaut werden[60].

6. Staatliche Politik: Die gesetzlichen Auflagen in Deutschland sind streng,
dazu zählen vor allem die Datenschutzgesetze und die Anforderungen an den
sicheren Datentransfer. Sensible Patientendaten sind wertvoll und dadurch
einem erhöhten Missbrauchsrisiko ausgesetzt. Deshalb sind die Anforderungen an Unternehmen in diesem Bereich hoch und könnten für neue Wettbewerber eine weitere Barriere darstellen.

7. Größenunabhängige Kostennachteile: Etablierte Unternehmen verfügen
meist über Kostenvorteile, die für einen neuen Anbieter unerreichbar sind, unabhängig von Größe und Betriebsgrößenersparnissen. Vorteile bereits etab-
lierter Wettbewerber können z.b. spezifisches Know How, Patente, Standort-
vorteile, günstiger Zugang zu Rohstoffen oder staatliche Subventionen sein[61].
Im Telemonitoring-Markt könnten diese Vorteile bereits vorhandene Kontakte,
Kommunikationswissen und fachliche Kompetenz der Mitarbeiter in der Ser-
vicezentrale, das aufgebaute Vertrauen zum Unternehmen seitens der Patienten sowie erarbeitete regionale Marktkenntnisse sein[62]. Trotz Unterstützung
z.b. der Europäischen Kommission oder des Bundesministerium für Bildung
und Forschung sind die Markteintrittsbarrieren im deutschen Gesundheitssystem hoch. Grund dafür ist u.a., dass die Evidenz des medizinischen und gesundheitsökonomischen Nutzens in Deutschland sehr hoch sein muss.

---

[59] Vgl.: Unveröffentlichtes Lehrmanuskript, Dr. Bültel, Strategisches Management, VWA (2010/ 11)
[60] Vgl.: Häcker/Reichwein/Turad (2008), S. 64
[61] Vgl.: Unveröffentlichtes Lehrmanuskript, Dr. Bültel, Strategisches Management, VWA (2010/ 11)
[62] Vgl.: Häcker/Reichwein/Turad (2008), S. 64 a.o.

Verhandlungsmacht der Abnehmer

Grundsätzlich wird die Verhandlungsmacht der Abnehmer von vier Umständen beeinflusst. Eine erste wichtige Eigenschaft ist der Konzentrationsgrad der Abnehmer. Je stärker die Konzentration einer Kundengruppe oder ihr Kaufvolumen ist (verglichen zum Gesamtumsatz), desto höher ist die Verhandlungsmacht der Kunden. Ein zweiter wesentlicher Einflussfaktor ist der sogenannte Wert eines Produktes. Je höher der Wert für den Abnehmer ist, desto höher die Selektivität und dadurch auch die Verhandlungsmacht des Käufers. Auch der Standardisierungsgrad eines Produktes, als dritte Eigenschaft, ist nicht unwesentlich. Je undifferenzierter die Produkte sind, desto höher ist die Verhandlungsmacht. Das vierte wichtige Merkmal ist die Markttransparenz. Hier geht man davon aus, je besser der Kunde informiert ist, desto höher ist seine Verhandlungsmacht[63]. Bezogen auf den Telemonitoring-Markt heißt das, dass der Einfluss des Kunden im Allgemeinen im Moment hoch ist. Besonders bei den Krankenkassen ist die ausgeprägte Verhandlungsmacht zu spüren, denn sie entscheiden, welchem Anbieter der Eintritt in den Markt gestattet wird und wem nicht. Auch die Kassenärztlichen Vereinigungen stellen potenzielle Kunden mit starker Verhandlungsmacht dar. Die Verhandlungsmacht Medizinischer Versorgungszentren, Arztpraxen, Krankenhäuser und Patienten (als Selbstzahler) ist zum aktuellen Zeitpunkt noch nicht so stark ausgeprägt wie die der gesetzlichen und privaten Krankenkassen. Jedoch treten sie je nach Produkt bzw. Geschäftsmodell in den Vordergrund. Sobald der Markt in die Wachstumsphase übergeht, werden sich die Verhältnisse erneut verändern. Gegenwärtig lässt sich für die zuletzt genannten Kundengruppen sagen, dass sie wichtige Ansprechpartner und Kooperationspartner darstellen. Besonders Ärzte (im Krankenhaus, MVZ, Praxis) haben großen Einfluss auf die Nachfrage eines Produktes, da sie im engen Kontakt mit dem Patienten stehen[64].

---

[63] Vgl.: Unveröffentlichtes Lehrmanuskript, Dr. Bültel, Strategisches Management, VWA (2010/ 11)
[64] Vgl.: Häcker/Reichwein/Turad (2008), S. 65

Verhandlungsmacht der Lieferanten

Die Verhandlungsmacht der Lieferanten ist davon abhängig, wie differenziert ihre Produkte sind. Je differenzierter ein Produkt ist, desto höher ist die Verhandlungsmacht der Lieferanten. Auch die Konzentration der Zulieferer spielt keine unwesentliche Rolle. Man sagt: Je weniger Firmen die Branche dominieren und je höher die Lieferantenkonzentration ist, desto höher ist ihre Macht. Auch die Gefahr der Substitute hat Einfluss. Je geringer die Gefahr von Substituten für ein Produkt oder eine Dienstleistung ist, desto höher die Verhandlungsmacht der Lieferanten. Ein weiterer wichtiger Faktor ist die Bedeutung der abnehmenden Branche bzw. des Unternehmens. Je unbedeutender ein Kunde für den Lieferanten ist, desto höher ist auch die Verhandlungsmacht des Lieferanten[65]. Für den Telemonitoring-Markt bedeutet das, dass die Verhandlungsmacht der Lieferanten aktuell limitiert ist. Besonders die Zahl der Gerätehersteller steigt stetig, so dass der Kunde wählen kann. Der innovative Mehrwert kommt erst durch die ganzheitliche Betreuungs- und Managementdienstleistung zustande. Denn erst diese ermöglicht, dass frühzeitig auf eine Verschlechterung bzw. Veränderung der Krankheit reagiert werden kann[66].

Bedrohung durch Substitute (Ersatzprodukte)

Substitute erfüllen die gleiche Funktion wie originale Produkte. Sie können eine Gefahr darstellen, wenn die Umstellungskosten vom Original auf das Ersatzprodukt gering ausfallen. Je höher die Umstellungskosten sind, desto ungefährlicher sind Substitute. Des Weiteren haben sie Einfluss auf den Markt, wenn ein Originalprodukt ziemlich teuer ist und die Leistungsabstriche beim Ersatzprodukt vertretbar und durch den deutlich besseren Preis akzeptiert werden. Auch der Verfall von Patenten und Lizenzen stellt immer eine Chance für Substitute dar[67]. Für die Anwendung von Telemonitoring ist die Bedrohung durch Ersatzprodukte eher gering. Hier könnte z.B. die klassische Therapie ein Substitut darstellen. Jedoch lässt nur Telemonitoring eine prompte Reaktion auf veränderte Vitalparameter oder andere physiologische Werte über eine

---

[65] Vgl.: Unveröffentlichtes Lehrmanuskript, Dr. Bültel, Strategisches Management, VWA (2010/ 11)
[66] Vgl.: Häcker/Reichwein/Turad (2008), S. 64
[67] Vgl.: Unveröffentlichtes Lehrmanuskript, Dr. Bültel, Strategisches Management, VWA (20107 11)

Distanz hinweg zu. Im klassischen Fall hingegen vergeht erst einmal viel Zeit, bis der Arzt auf eventuelle Veränderungen eingehen kann. Ein anderes Beispiel ist der Einsatz bei kranken Passagieren in Flugzeugen. Durch die gezielte Anwendung von Telemonitoring ist das Bordpersonal in der Lage, Vitalparameter zu messen, zu senden und von einem Arzt am Boden umgehend auswerten zu lassen. Via Videokonferenz kann der Arzt einen ersten Eindruck vom Zustand des Patienten gewinnen, um so erste Maßnahmen einzuleiten. Ohne den Einsatz von Telemonitoring wäre dies nicht möglich. Die Bedrohung durch Ersatzprodukte lässt sich in diesem Markt nicht generalisieren, sondern muss von Fall zu Fall genauer analysiert werden, um zu erkennen, wer oder was das Substitut für welche Anwendung werden kann[68].

Intensität der Rivalität unter bestehenden Wettbewerbern

Je mehr Wettbewerber in einer Branche existieren, desto höher ist die Rivalität untereinander. Auch vorhandene Überschusskapazitäten können die Rivalität verstärken, denn Überschusskapazitäten zwingen zur Auslastung und erhöhen dadurch den Wettbewerb. Ein weiterer Einflussfaktor ist das Wachstum einer Branche. Je weniger Wachstum da ist, desto stärker ist die Rivalität ausgeprägt. Auch Austrittsbarrieren, die es einem Unternehmen erschweren aus der Branche auszusteigen (z.B. irreversible Investitionen), beeinflussen die Rivalität unter bestehenden Wettbewerbern. Auch hier gilt: Je höher die Austrittsbarrieren sind, desto größer ist die Rivalität in der Branche[69]. Die Anzahl der Anbieter im Telemonitoringbereich sind im Moment noch recht überschaubar. Die Unternehmen kennen sich untereinander und wissen, wo die Stärken und Schwächen der eigenen Produkte, aber auch die der konkurrierenden Mitbewerber liegen. Auch hier kann man davon ausgehen, dass sich das ändern wird, sobald der Markt in die Wachstumsphase umschlägt. In Zukunft werden sich bestimmt noch die einen oder anderen Unternehmen zusammenschließen bzw. Kooperationspartner werden.

---

[68] Vgl.: Gespräch mit M. Blum am 23.06.11
[69] Vgl.: Unveröffentlichtes Lehrmanuskript, Dr. Bültel, Strategisches Management, VWA

Komplementärgüter

Wie schon vorab beschrieben, werden unter Komplementärgüter Produkte anderer Unternehmen zusammengefasst, welche die eigenen Produkte erweitern und dadurch ihren Mehrwert ermöglichen oder steigern. Im Telemonitoring-Markt stellen Festnetzanschlüsse, Internetverbindungen oder Mobiltelefone Komplementärgüter dar. Auch Produkte, die dazu beitragen, die Fingerfertigkeit oder das Seh- und Hörvermögen von Senioren zu steigern, spielen eine unterstützende Rolle. Denn die genannten körperlichen Funktionen sind nötig, um Geräte für das Telemonitoring zu bedienen. Des Weiteren spielen Angebote von Wohnungsbaugesellschaften für Senioren bzw. Menschen mit Behinderung, Betreutes-Wohnen-Angebote oder Senioreneinrichtungen eine weitere wichtige Funktion. Denn genau in diesen Bereichen kann Telemonitoring im Alltag zur Anwendung kommen, um chronisch Kranken und älteren Menschen mehr Sicherheit und Lebensqualität zu bieten[70].

2.2 SWOT-Analyse

Die SWOT Analyse ist ein wichtiges Instrument zur Entwicklung von Marketing- und Managementstrategien. Die Abkürzung setzt sich aus den englischen Begriffen: „strengths" (Stärken), „weakness" (Schwächen), „opportunities" (Chancen) und „threats" (Risiken) zusammen. Diese strategische Analyse bezieht sich primär auf die betriebsinterne Situation, integriert aber auch die Analyse der Makroumwelt und Mikroumwelt eines Unternehmens. Insbesondere werden die aus dem unternehmensexternen Bereich stammenden Chancen und Risiken den unternehmensinternen Stärken und Schwächen gegenübergestellt. Anhand dieser Ergebnisse lassen sich Strategien ableiten, bei denen mit betriebsinternen Stärken die Chancen aus der Umwelt genutzt werden und die vorhandenen Schwächen in Stärken umgewandelt oder zumindest neutralisiert werden können. [71] Bei der Betrachtung der Mikroumwelt geht es vor allem darum, Ressourcen und Potenziale des eigenen Unternehmens mit der Konkurrenz zu vergleichen. Produkte, Personal und Logistik werden ebenso analy-

---

[70] Vgl.: Häcker/Reichwein/ Turad (2008), S. 66, a.o.
[71] Vgl.: Homburg/ Krohmer (2009), S.479 ff.

siert, wie Marketing, Fertigung und Finanzen. Hierbei ist es wichtig, im jeweiligen Faktor stärker zu sein als die wichtigsten Wettbewerber.[72]

Der zweite Teil der SWOT Analyse untersucht Chancen und Risiken der Makroumwelt, die sich auf die Handlungsfelder eines Unternehmens bezieht. Diese Untersuchung erfasst positive und negative Fakten und Erwartungen im Markt und im darüber hinausgehenden Umfeld. Externe Marktbedingungen und - entwicklungen, die das Geschäft fördern oder gefährden können, sind vom Unternehmen nicht direkt zu beeinflussen, aber es kann mit geeigneten Marketingmaßnahmen reagiert werden.[73]

Stärken	Schwächen
-Nutzerfreundliche Geräte (Häcker et al.) -Technisches Know-How -Innovativ -Überbrückung von räumlichen Distanzen -Integration des Patienten in den Behandlungsprozess, Steigerung der Compliance -Vermeidung von Doppeluntersuchungen -Freilegen von Ressourcen durch Abgabe von Tätigkeiten, -Einsparung von Krankenhaustagen -verbesserte Diagnosestellung, -Optimierung des Therapiemanagements -Zentrale Einbindung des Arztes(Häcker et al.) -Breites Produkt-und Dienstleistungsportfolio(Häcker et al.) -Günstiger Zugang zu Technologien (IT / Geräte) (Häcker et al.) -Begleitende medizinische und ökonomische Studien(Häcker et al.) -„Firstmover"- Vorteile in einem neuen Markt (Häcker et al.) -Branchenexpertise durch Mutterunternehmen(Häcker et al.)	-Technikaffinität muss vorhanden sein -mangelnde Datensicherheit(Häcker et al.) -unklare Finanzierung/ nicht im Leistungskatalog der Krankenkassen -Mangel einheitlicher Standards und Kompatibilität (Häcker et al.) -Vertrauensdefizit und mangelnde Reputation (Häcker et al.) -Produktportfolio nicht am medizinischen Bedarf orientiert (Häcker et al.) -mangelnde Kenntnis der Entscheidungsstrukturen der Krankenkassen (Häcker et al.) -Arzt wird nur punktuell informiert, keine zentrale Einbindung (Häcker et al.) -mangelhafte IT-Infrastruktur in deutschen Arztpraxen (Häcker et al.) -hohe Investitionskosten für Leistungserbringer -noch überwiegend sektorale Trennung der Patientenversorgung -bisher zurückhaltendes Marketing

---

[72] Vgl.: Häcker/ Reichwein/ Turad (2008), S.154
[73] Vgl.: Häcker/ Reichwein/ Turad (2008), S.154

Chancen	Risiken
-Politik verdeutlicht die Notwendigkeit einer Telematikinfrastruktur -Veränderung des Versorgungsgesetzes § 87 SGB V(siehe Kap. 2.3) -Integrierte Versorgung nimmt zu (Häcker et al.) -Patienten möchten mehr und qualitativ bessere medizinische Informationen -Zunahme von Mitbestimmung und Eigenverantwortung -Akzeptanzzuwachs: Kassen, Patienten, Leistungserbringer (Häcker et al.) -Wettbewerbsanreiz durch Telemedizinfortschritt im Ausland (Häcker et al.) -Patientenvertrautheit mit der Technik nimmt zu -fast flächendeckende Netzanbindung in Privathaushalten -Ziel der Kosteneinsparungen in allen Gesundheitssektoren	-Unsicherheit älterer Patienten gegenüber der Technologie (Häcker et al.) -Datenschutz und Sicherheitsbedenken -Skepsis und mangelnde Akzeptanz bei Ärzten und anderen Leistungserbringern -mangelnde politische Unterstützung -nicht in die Regelversorgung aufgenommen, Finanzierung unsicher, -Mangelnde Anreizsysteme für Leistungserbringer zur Integration telemedizinischer Leistungen (Häcker et al. S. 86) -Rechtsunsicherheit -europäische Ausschreibungspflicht ab dem Schwellenwert von 211.000 Euro (Häcker et al. S. 89) -bisher nur Insellösungen und Einzelprojekte -Kassenmarkt ist wenig flexibel in Bezug auf Innovationen

Tabelle 2: SWOT Analyse, eigene Darstellung in Anlehnung an Häcker et al. (Quelle: Häcker/ Reichwein/Turad, 2008), S.154

In Tabelle 2 werden einige Stärken und Schwächen von Telemedizinunternehmen aufgezeigt sowie Chancen und Risiken des Telemedizin-Marktes dargestellt. Die Aufstellung erfolgt in Anlehnung an die SWOT Analyse nach Häcker et al. (2008), S. 155, einige Punkte wurden vom Autor ergänzt. Anhand dieser Analyse wird deutlich, dass der telemedizinische Markt, insbesondere der Bereich Telemonitoring, hohes Potenzial aufweist und über zahlreiche Stärken und Chancen verfügt. Diese hohe Übereinstimmung ist für eine weitere Strategieplanung maßgeblich.

Bei allen daraus resultierenden Strategiemaßnahmen ist es wichtig, dem Patienten und seiner Versorgung die größte Aufmerksamkeit zu schenken. Die gute und intensive Zusammenarbeit zwischen allen Akteuren der Gesundheitswirtschaft ist die unabdingbare Vorrausetzung, um Telemedizin und Telemonitoring in seiner Anwendung und Entwicklung voranzubringen. Wichtig ist dabei vor allem, die Akzeptanz derer zu steigern, die Telemonitoring nutzen und anwenden sollen, also Patienten und Leistungserbringer. Eine gemeinsame barrierefreie und datenschutzkonforme Datenschutzinfrastruktur für telemedizinische Verfahren hilft Insellösungen zu vermeiden.[74]

2.3 Finanzierung

Über die Finanzierung von telemedizinischen Anwendungen wird derzeit viel diskutiert. Im Leistungskatalog der Gesetzlichen Krankenversicherungen (GKV) ist die Telemedizin derzeit noch nicht enthalten. Aufgrund unzureichender Studien, ist es zum jetzigen Zeitpunkt noch nicht möglich einen therapeutischen Zusatznutzen der neuen Methoden zu belegen.[75] Dies äußerte Dr. Rainer Hess, Vorsitzender des Gemeinsamen Bundesausschusses (G-BA), auf einer vom Bundesverband Informationswirtschaft, Telekommunikation und neue Medien (BITKOM) veranstalteten Podiumsdiskussion zum Thema „Telemedizin auf Rezept". Neue Verfahren im Bereich der ambulanten Leistungen müssen erst durch den G-BA zugelassen werden. Erst dann können sie durch den Arzt zu Lasten der GKV erbracht werden. Dies ist bundesweit einheitlich geregelt. Der G-BA prüft den Nutzen, die medizinische Notwendigkeit und die Wirtschaftlichkeit. Kommt es zu einer Zulassung, wird eine EBM-Ziffer (Einheitlicher Bewertungsmaßstab) mit Punktezahl für die Leistung durch den Bewertungsausschuss vergeben. Die Vergütung aus dem Regelleistungsvolumen erfolgt erst nach Antragstellung des Arztes bei der Kassenärztlichen Vereinigung (KV). Derzeit wird nur bei wenigen Anwendungen (z.B. Telemetrie bei EKG) die Telemedizin als Regelleistung durchgeführt.[76]

Telemedizinische Dienstleistungen werden gegenwärtig vorwiegend im Rahmen der Integrierten Versorgung (IV) durchgeführt. Die Integrierte Versorgung ist im § 140 a bis d SGB V geregelt. Demnach werden Patienten qualitätsgesichert und in sektorenübergreifend vernetzenden Strukturen versorgt. Die starre Trennung von ambulanter und stationärer Versorgung soll damit aufgehoben

---

[74] Vgl.: http://www.aerzteblatt.de/v4/archiv/artikel.asp?src=heft&id=81374, aufgerufen am 25.06.2011
[75] Vgl.:
http://www.aerztezeitung.de/praxis_wirtschaft/telemedizin/article/644564/kommt-schon-bald-telemedizin-rezept.html?sh=2&h=284914894, aufgerufen am 27.05.11
[76] Vgl.: http://www.businesslocationnetwork.com/pdf/20_Juergen_Heese.pdf, aufgerufen am 27.05.11

werden. Verschiedene Fachdisziplinen und Sektoren (Hausärzte, Fachärzte, Krankenhäuser, Apotheken, stationäre Rehaeinrichtungen, usw.) können zusammenarbeiten und sich austauschen. Krankenkassen schließen hierzu entsprechende Verträge mit Leistungserbringern.[77] Die IV dient als Instrument der Effizienzsteigerung und Kostenreduktion im Gesundheitswesen. Durch diese neue Versorgungsform wird Telemedizinanbietern ermöglicht, sich als Vertragspartner in Netzwerke einzubringen.[78] Telemedizinische Leistungen können unter den Vertragspartnern grundsätzlich frei vereinbart werden, wenn es sich nicht bereits um vom G-BA abgelehnte Verfahren handelt. Sowohl die Nutzenbewertung dieser Leistungen, als auch die Regelung der Vergütung erfolgt durch die Vertragspartner selbst.[79]

Um Telemedizin in die Regelversorgung zu integrieren, bedarf es noch einiger gesundheitsökonomischer Evaluationsstudien, die evidenzbasiert den Behandlungsnutzen nachweisbar machen und den Anforderungen des G-BA entsprechen. Das EU-Projekt Renewing Health, ist eine dieser Studien, die Kosten und Nutzen von Telemedizinanwendungen bei Patienten aller Versorgungsstufen bewertet, um mit den Ergebnissen, eine Aufnahme in die Regelversorgung zu ermöglichen.[80] Dieses Projekt wird in einem späteren Kapitel von den Autorinnen noch näher beschrieben.

Betrachtet man die steigenden Gesundheitskosten und den zunehmenden Versorgungsbedarf, so steht das deutsche Gesundheitswesen vor zwei zentralen Herausforderungen. Zum einen geht es um die Bewältigung der demografischen Entwicklung und zum anderen um die Finanzierbarkeit des immer weiter gehenden medizinischen Fortschritts, durch den immer mehr Krankheiten behandelt werden können.[81] Die Gesundheitsausgaben 2009 betrugen in Deutschland 11,6 % des Bruttoinlandsprodukts (BIP), also 278 Mrd. Euro. Dabei nehmen, nach Berechnungen des Fraunhofer-Instituts, die chronischen Er-

---

[77] Vgl.: http://www.bmg.bund.de/krankenversicherung/zusatzleistungen-wahltarife/integrierte-versorgung.html, aufgerufen am 27.05.11
[78] Vgl.: Häcker/ Reichwein/ Turad (2008), S.34
[79] Vgl.: http://www.bmg.bund.de/krankenversicherung/zusatzleistungen-wahltarife/integrierte-versorgung.html, aufgerufen am 27.05.11
[80] Vgl.: Ärzte Zeitung, 22.04.2010; Berlin (maw); Klappt Telemedizin in Regelfinanzierung?
[81] Vgl.: Trill, R.(2009) S. 27-28

krankungen mit 80 Prozent den größten Kostenanteil der Gesundheitskosten ein. Eine zunehmende Verwendung von Telemedizin, besonders im Bereich des Telemonitoring kann langfristig zu Einsparungen in der Gesundheitswirtschaft führen.

Der Arbeitsentwurf der Bundesregierung zur Verbesserung der Versorgungsstrukturen in der gesetzlichen Krankenversicherung vom 25.05.2011 lässt mit einem geänderten Versorgungsgesetz § 87 SGB V eine Verbesserung der Finanzierungsmöglichkeiten für telemedizinische Anwendungen erwarten. Telemedizin soll vor allem in ländlichen Gebieten ein wichtiger Bestandteil der medizinischen Versorgung werden und soll daher besonders gefördert werden. Der Bewertungsausschuss wird beauftragt, festzulegen, in welchem Umfang ärztliche Leistungen des EBM (Einheitlicher Bewertungsmaßstab) ambulant telemedizinisch sinnvoll erbracht werden können und wie in Folge der derzeitige EBM entsprechend anzupassen ist.[82] Bis zum 31. Oktober 2012 soll diese Prüfung des Bewertungsaussschuses erfolgen und spätestens zum 31. März 2013 soll auf dieser Grundlage festgelegt werden, inwieweit der EBM für ärztliche Leistungen anzupassen ist (§ 87 Abs. 2, Satz 2 SGB V). Des Weiteren wird im Arbeitsentwurf der § 2 Abs. 2b Satz1 SGB V der zweite Halbsatz wie folgt geändert: „ für Leistungen, die besonders gefördert werden sollen oder nach Absatz 2a Satz 6 telemedizinisch erbracht werden können, sind Einzelleistungen oder Leistungskomplexe vorzusehen.[83]

Der Patient als Selbstzahler kann in der Finanzierung für telemedizinische Anwendungen ebenfalls eine Rolle spielen. Allerdings besteht in Deutschland eine eher mangelnde Zahlungsbereitschaft, bezogen auf das gesamte Gesundheitswesen, von Seiten der Versicherten. Erst im Falle von eintretenden gesundheitlichen Einschränkungen steigen dagegen die Zahlungsbereitschaft und die Nutzung von telemedizinischen Dienstleistungen.[84] Im Abschlussbericht des

---

[82]Vgl.:http://www.bmg.bund.de/fileadmin/dateien/Downloads/V/Versorgungsgesetz/Eckpunkte_Versorgungsgesetz_110408.pdf, aufgerufen am 28.05.11
[83] Vgl.: Arbeitsentwurf für ein Gesetz zur Verbesserung der Versorgungsstrukturen in der gesetzlichen Krankenversicherung GKV-Versorgungsstrukturgesetz - GKV-VSG, aufgerufen am 25.05.2011
[84]
Vgl.:http://download.sczm.tsystems.de/tsystems.de/de/StaticPage/69/59/50/695

Forschungsprojektes „Vernetztes Wohnen" im Auftrag von T-Mobile Deutschland, durchgeführt von Prof. Rolf, G. Heinze und Catherine Ley, wurden soziale
und ökonomische Rahmenbedingungen zum Einsatz neuer Technologien untersucht. So würden laut einer Befragung von Patienten mit künstlicher Herz-
klappe 70 Prozent der Befragten telemedizinische Dienste in Anspruch nehmen, wenn die Solidargemeinschaft komplett die Kosten übernehmen würden.
Nur 13 Prozent der Befragten sind derzeit bereit, die Kosten alleine zu tragen
und weitere 14 Prozent würden ohnehin keine telemedizinischen Dienstleistungen in Anspruch nehmen, unabhängig davon, wer sie bezahlen muss. Auch die
Höhe der Zahlungsbereitschaft ist unterschiedlich, so wären 55,6 Prozent der
Befragten bereit telemedizinische Dienstleistungen selbst zu bezahlen, wenn
sie weniger als 50 Euro kosten würden. In der unten aufgeführten Abb. 5 wird
dies verdeutlicht. Krankenhäuser können telemedizinische Dienstleistungen
nicht abrechnen, allerdings besteht eine Möglichkeit, die innovativen Behandlungsmethoden über die Neue Untersuchungs- und Behandlungsmethoden
(NUB) nach § 6 Abs. 2 KHEntgG (Krankenhausentgeltgesetz) zu finanzieren.[85]

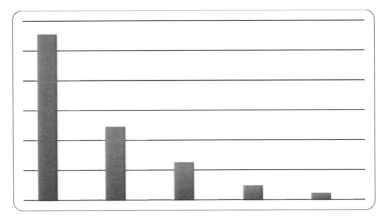

Abb. 5: Monatliche Zahlungsbereitschaft für telemedizinische Dienstleistungen,
in Anlehnung (Quelle: Heinze/Bockhorst/Körte 2007), S. 8ff.

950_Forschungsprojekt-vernetztes-Wohnen-im-Alter-ps.pdf, Seite 34, aufgerufen am 19.06.2011
[85]Vgl.:http://www.vde.com/de/technik/vdemedtech/documents/methodenpapier_
innovationsfinanzierung4.pdf, aufgerufen am 08.06.2011

2.4 Telemonitoring und der demographische Wandel

„Der demografische Wandel in Deutschland ist schon in vollem Gange"
(Statistische Ämter des Bundes und der Länder, Demografischer Wandel
in Deutschland, Heft 1, 2011, S.6)

Als demographischer Wandel wird der Aufbau und die Veränderung einer Gesellschaft, bezogen auf deren Altersstruktur, bezeichnet. Der demographische
Wandel wird von drei wesentlichen Faktoren beeinflusst:

- Fertilität (Geburtenrate)

- Mortalität (Sterblichkeitsrate)

- Wanderungssaldo (Aus- und Einwanderung)

Laut den Statistischen Ämtern des Bundes und der Länder wird die deutsche
Bevölkerung bis zum Jahr 2030 um fünf Millionen Personen sinken. Dies entspricht einem Rückgang um ca. 5,7 Prozent der Bevölkerung. Dieser Rückgang wirkt sich nicht nur bedeutend auf die Struktur, sondern auch auf die Zusammensetzung der Einwohner Deutschlands aus. So wird die Gruppe der
unter 20- Jährigen nur noch 12,9 Millionen der Menschen betragen, d.h. 17
Prozent weniger als im Jahr 2008. Betrachtet man die Gruppe der Personen,
die im erwerbsfähigen Alter sind, d.h. Mitbürger zwischen 20- und 65 Jahren,
so ist auch hier ein Rückgang um ca. 15 Prozent, d.h. auf 7,5 Millionen Menschen zu beobachten. Nur die Schicht der über 65- Jährigen wird bis zum Jahre 2030 größer werden. Denn hier wird es einen Zuwachs von 33 Prozent geben. In Zahlen heißt das: Diese Altersgruppe wird von 16,7 Millionen im Jahr
2008 auf 22,3 Millionen im Jahr 2030 ansteigen[86].

Abbildung 6 veranschaulicht grafisch den Altersaufbau der Bevölkerung in
Deutschland. Nicht nur die Verteilung der Altersklassen spielt beim demographischen Wandel eine wesentliche Rolle, sondern auch die Entwicklung in den
einzelnen Bundesländern. Die Geburten- und Sterblichkeitsraten unterscheiden sich voneinander. Die Binnenwanderung speziell von jüngeren Menschen
in südliche Regionen Deutschlands und in die Stadtstaaten mildert den Rückgang der Bevölkerung in diesen Gebieten deutlich ab. Jedoch fehlen diese

---

[86] Vgl.: Statistische Ämter des Bundes und der Länder, Demografischer Wandel
in Deutschland, (Heft 1, 2011), S. 8 ff

40

Menschen besonders in den östlichen Regionen Deutschlands. In diesen Teilen des Landes macht sich ein stärkerer Bevölkerungsrückgang bemerkbar und parallel steigt die Alterung in den sogenannten „Auswanderungsländern". Ein drittes wesentliches Problem ist der stetige Anstieg der „kleinen Haushalte". Dieser Trend lässt sich schon seit Beginn der statistischen Aufzeichnung in den späten 50er Jahren wahrnehmen.

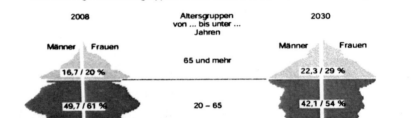

Abb. 6: Altersaufbau der Bevölkerung in Deutschland (Quelle: Statistische Ämter des Bundes und der Länder, aufgerufen am 15.06.2011)

Zweipersonenhaushalte sind heute keine Seltenheit mehr und weisen sogar einen Anstieg auf. Allerdings stellen Singlehaushalte in Deutschland mittlerweile die größte Gruppe dar und ihr Anteil wächst kontinuierlich. Unterschiede zwischen jung und alt lassen sich heutzutage in dieser Gruppe nicht erkennen, im Gegenteil, die Zahl der alleinlebenden Senioren wird größer. Haushalte, in denen mindestens drei Personen und mehr leben, werden dagegen in Zukunft weniger. Ursachen für den Trend zum kleineren Haushalt sind z.B. ein Rückgang der Geburtenrate und die immer höhere Lebenserwartung. Junge Menschen gründen immer später eine Familie, eine gute Ausbildung steht heutzutage im Vordergrund. Auch der Auszug aus dem elterlichen Haushalt findet immer später statt. Die Zahl der geschlossenen Ehen sinkt, die der Scheidungen steigt. Die Statistischen Ämter des Bundes und der Länder gehen davon aus, dass sich dieser Trend bis zum Jahr 2030 fortsetzen wird[87]. Die Entwicklung der Privathaushalte in Deutschland nach Haushaltsgröße wird in Abbildung 7 veranschaulicht.

| | 1 Person | 2 Personen | 3 Personen | 4 und mehr Personen |

2009					2030¹			
37	33	13	17	Baden-Württemberg	41	38	9	12
40	32	13	15	Bayern	43	37	10	11
39	34	13	14	Hessen	42	38	9	10
39	35	12	14	Niedersachsen	43	39	8	10
39	35	13	14	Nordrhein-Westfalen	43	38	9	10
36	35	14	15	Rheinland-Pfalz	40	39	10	11
36	35	16	13	Saarland	41	39	11	9
39	35	12	13	Schleswig-Holstein	44	39	9	9
36	38	16	10	Brandenburg	38	44	12	6
40	37	14	8	Mecklenburg-Vorpommern	41	42	11	6
43	36	13	8	Sachsen	44	39	11	6
38	39	16	8	Sachsen-Anhalt	41	42	12	5
38	37	15	9	Thüringen	40	42	12	6
55	29	9	7	Berlin	58	30	6	6
50	31	10	10	Bremen	54	31	7	8
51	30	10	9	Hamburg	55	30	7	8
38	34	13	15	Alte Flächenländer	42	38	9	10
39	37	15	9	Neue Länder	41	41	11	6
53	30	9	8	Stadtstaaten	57	30	6	7
40	34	13	13	**Deutschland**	43	38	9	10

Abb.7: Zusammensetzung der Privathaushalte nach Haushaltsgröße, Ergebnisse der Haushaltsvorausrechnung- 2010, Angaben in Prozent (Quelle: Statistische Ämter des Bundes und der Länder)

---

[87] Vgl.: Statistische Ämter des Bundes und der Länder, Demografischer Wandel in Deutschland Heft 1, Bevölkerungs- und Haushaltsentwicklung in Bund und den Ländern (2011), S. 28ff

Der demographische Wandel, der dazu führt, dass besonders die Gruppe der älteren Bevölkerung (Menschen ab 60 Jahre) stark zunimmt, hat Auswirkungen auf Krankheit und Pflegebedürftigkeit. Das Gesundheitssystem wird immer wieder vor neuen Herausforderungen stehen. Im Folgenden wird deshalb auf diese Gruppe und die damit verbundenen Auswirkungen, aber auch auf das Potenzial von Telemonitoring für diese Gruppe eingegangen.

Deutschland wird im Jahr 2030 ungefähr 7,3 Millionen mehr 60- Jährige und ältere Bewohner haben. Das bedeutet ein Anstieg um ca. 34,5 Prozent in den Jahren von 2009 bis 2030. Auch der Anteil der über 80- Jährigen wird enorm steigen. Waren es im Jahr 2009 noch etwa 4 Millionen, werden es 2050 mehr als 10 Millionen sein. Veränderte Lebensbedingungen, Fortschritte in der Medizin und eine geringere körperliche Belastung führen zu einer höheren Lebenserwartung. Die demographische Alterung hat allerdings auch eine Kehrseite. Die Zahl der Patienten im Krankenhaus (siehe Abbildung 8) wird durch eine Zunahme von Krankheiten und Pflegebedürftigkeit im Alter weiter steigen.

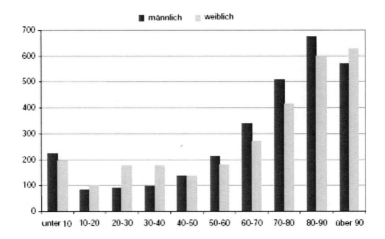

Abb. 8: Krankenhausfälle je 1000 Einwohner nach Alter und Geschlecht 2008 (Quelle: Statistische Ämter des Bundes und der Länder)

Insbesondere die Intensität und Anzahl der Erkrankungen nimmt mit steigendem Alter zu. Durch Multimorbidität (Mehrfacherkrankung) liegen Patienten häufiger und länger im Krankenhaus und verursachen dadurch steigende Kosten.

Laut den Statistischen Ämtern des Bundes und der Länder sind besonders in den höheren Altersklassen Mehrfacheinweisungen durch Multimorbidität zu beobachten. Im Jahr 2008 waren es z.b. 35 Prozent der 60- bis 79- Jährigen (21% der Bevölkerung) und 14 Prozent (5% der Bevölkerung) der Personen ab 80 Jahren, die die Krankenhausfälle stellten. Das heißt: Fast jeder zweite Patient gehörte zur Gruppe der 60-Jährigen und Älteren, die stationär behandelt werden mussten. Zu den häufigsten Diagnosegruppen im Alter zählen Herz-Kreislauf-Erkrankungen, Neubildungen (Krebs), Krankheiten des Verdauungssystems, Verletzungen und Vergiftungen, Krankheiten des Muskel-Skelett-Systems, Krankheiten des Atmungssystems sowie Psychische- und Verhaltensstörungen. Die meisten dieser Krankheitsbilder sind altersbedingt, so dass die Zahl der Krankenhausaufenthalte in dieser Bevölkerungsgruppe wahrscheinlich weiter steigen wird. Dabei werden Herz-Kreislauf-Erkrankungen eine entscheidende Rolle spielen, denn sie werden, gefolgt von Neubildungen mit fast 17 Prozent, um mehr als 26 Prozent ansteigen (siehe Abbildung 9). Eine weitere besorgniserregende Entwicklung ist die Zunahme der Demenzerkrankungen. Diese spielen bisher keine wesentliche Rolle in der stationären Krankenhausversorgung, gewinnen aber besonders in der Pflege und häuslichen Betreuung immer mehr an Bedeutung. Insgesamt wird die Pflegebedürftigkeit bis zum Jahr 2020 um insgesamt 29 Prozent ansteigen und sogar um 50 Prozent bis zum Jahr 2030[88].

---

[88] Vgl.: Statistische Ämter des Bundes und der Länder, Demografischer Wandel in Deutschland Heft 2, Auswirkungen auf Krankenhausbehandlungen und Pflegebedürftige im Bund und in den Ländern (2010)

in %

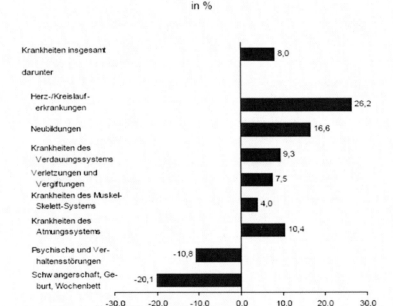

Abb. 9: Veränderung der Anzahl der Krankenhausfälle 2030 gegenüber 2008 nach zusammengefassten Diagnosearten (Quelle: Statistische Ämter des Bundes und der Länder)

All diese Entwicklungen, die der demographische Wandel mit sich bringt, stellen den Gesundheitsmarkt vor neue Herausforderungen. Der Einsatz von Telemonitoring kann in der Versorgung dieser Bevölkerungsgruppe hilfreich sein. Denn besonders im Bereich Herz-Kreislauf-Erkrankungen sind Telemonitoring-Konzepte schon sehr weit entwickelt und somit bereit für den Einsatz im Alltag. Eine zweite telemedizinische Anwendung, die den Alltag von Senioren erleichtern und somit die Lebensqualität verbessern könnte, sind Ambient Assisted Living- Anwendungen (AAL), Konzepte, Produkte und Dienstleistungen, bei denen neue Technologien im direkten Lebensumfeld der Senioren eingesetzt werden, um den Alltag zu unterstützen. In den Kapiteln 3.1.1 und 3.1.2 werden diese beiden Anwendungen näher erläutert.

3 Telemonitoring und seine Zielgruppen

Die demografische Entwicklung und die stetige Veränderung von Strukturen und Prozessen im deutschen Gesundheitswesen führen inzwischen zu einer weitreichenden Zielgruppe für den Bereich Telemonitoring. Die Zahl der Telemonitoring-Anwendungen wächst ständig. Zu der Zielgruppe für Produkte und Anwendungen aus dem Bereich Telemonitoring gehören insbesondere Patienten mit chronischen Erkrankungen, wie beispielsweise Herzinsuffizienz oder Diabetes mellitus, aber auch Patienten mit kardio-vaskulären (Herz-Kreislauf) Hochrisikoerkrankungen. Ferner sind weitere Marktteilnehmer, wie niedergelassene Ärzte, ambulante Pflegedienste, Krankenkassen und Krankenhäuser für die Zielgruppenfindung relevant. Die nachfolgende Abbildung soll die verschiedenen Marktteilnehmer von telemonitorischen Anwendungen veranschaulichen, die für kommunikationspolitische Maßnahmen auf dem Telemonitoring-Markt bedeutsam sind. In den folgenden Kapiteln gehen die Autorinnen auf die Zielgruppe der Anwender mit chronischen Erkrankungen und Senioren ein.

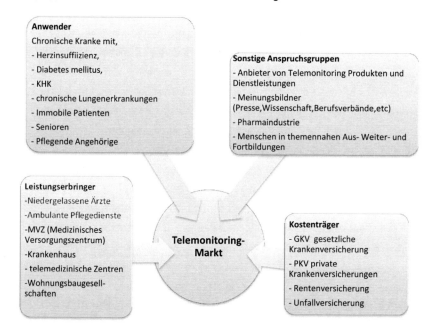

Abb. 10: Verschiedene Marktteilnehmer von telemonitorischen Anwendungen

3.1 Telemonitoring für chronisch Kranke

Das deutsche Gesundheitssystem steht vor einer großen Herausforderung. Denn wie schon im Kapitel 2.4 erläutert, wird Deutschlands Bevölkerung durch die steigende Lebenserwartung immer älter. Die Gesamtlebenserwartung Neugeborener verschiebt sich von Jahrzehnt zu Jahrzehnt nach oben. Darüber hinaus ist bekannt, dass sich die Wahrscheinlichkeit an einer oder mehreren chronischen Krankheiten zu leiden, mit Zunahme des Alters erhöht. Die Wahrscheinlichkeit ist bei einem 60- Jährigen dreimal so hoch wie bei einem 40- Jährigen. Aber auch die Zahl junger Menschen, die unter chronischen Erkrankungen leiden, steigt stetig und erfordert Handlungsbedarf. Historisch gesehen ist unser Gesundheitssystem auf diese Gegebenheit nicht vorbereitet. Denn es wurde einst geschaffen, um akute Krankheitsepisoden rasant und zuverlässig zu heilen. Ziel war es, den Ausfall an Arbeitskapazitäten so niedrig wie möglich zu halten. Alter, chronische Erkrankungen und Multimorbidität waren damals, anders als heutzutage, nur nebensächliche Themen. Berechnungen des Frauenhofer- Instituts zufolge gehen mittlerweile ungefähr 80 Prozent (ca. 200 Milliarden Euro) der Gesamtausgaben im Gesundheitswesen auf chronische bzw. Langzeiterkrankungen[89]. Besonders vier Erkrankungsgruppen treten hier in den Vordergrund, denn sie machen ungefähr 50 Prozent der gesamten Kosten aus. Schon im Jahr 2008 war dies der Fall, wie in Abbildung 11 zu sehen ist. Bereits damals waren die höchsten Kosten laut statistischem Bundesamt (2010), auf Herz-Kreislauf-Leiden zurückzuführen (37 Milliarden Euro). Gefolgt von Krankheiten des Verdauungssystems (34,8 Milliarden Euro), psychische und Verhaltensstörungen (28,7 Milliarden Euro) und Muskel-Skelett-Erkrankungen (28,5 Milliarden Euro). Die Verteilung hat sich bis heute nicht geändert. Noch immer bereiten genau diese Erkrankungsgruppen große Sorgen. Denn hinter diesen Gruppen verbergen sich jene chronischen Krankheiten, die besonders zeit- und kostenintensiv sind. Das sind Krankheiten, die vor allem langwierig sind, meist Dauermedikation erfordern und dauerhafte Überwachung[90]. Besonders Krankheitsbilder wie die chronische Herzinsuffizienz, Diabetes und die chronisch obstruktive Lungenerkrankung (COPD) rü-

---

[89] Vgl.: EHealth Compendium, Telemonitoring 2010/ 11, S. 18ff
[90] Vgl.: Schwanitz (2009), S. 29

cken hier in den Vordergrund. Aber auch chronische Erkrankungen wie Koronare Herzkrankheit (KHK), Herzrhythmusstörungen, Krebs oder Demenz. Telemonitoring kann hier helfen, die Kosten und den zeitlichen Aufwand zu senken. Auf der anderen Seite schafft Telemonitoring die Möglichkeit einer intensiven Überwachung und Erhöhung der Lebensqualität.

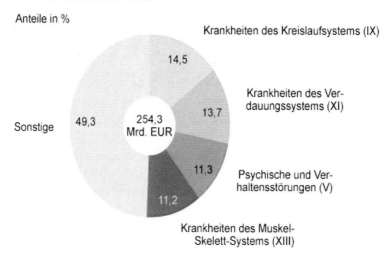

Krankheitskosten nach ausgewählten Krankheitsklassen 2008

Anteile in %

Krankheiten des Kreislaufsystems (IX)

14,5

Krankheiten des Verdauungssystems (XI) — 13,7

Sonstige — 49,3 — 254,3 Mrd. EUR

Psychische und Verhaltensstörungen (V) — 11,3

11,2

Krankheiten des Muskel-Skelett-Systems (XIII)

Die römischen Ziffern stellen die Nummerierung der Krankheitsklassen der ICD-10 dar.

© Statistisches Bundesamt, Wiesbaden 2010

Abb. 11: Krankenkosten nach ausgewählten Krankheitsklassen 2008 (Quelle: Statistisches Bundesamt 2010)

Abbildung 12 gibt einen Überblick über Parameter, die schon jetzt telemedizinisch erfolgreich überwachbar sind.

Kardiovaskulär	Metabolisch	Respiratorisch
Herzrate, fetale Herzrate, Blutdruck, EKG, Herzschrittmacher/Defibrilla tor, Stethoskop	Blutzucker, Körpergewicht, Grundumsatz, Laktat im Blut, Ethanol im Blut, Diät, körperliche Bewegung, Temperatur	Pulsoxymetrie, Spirometrie, CO2- Produktion, O2- Verbrauch
Neurologisch Elektroencephalogramm (EEG), Elektromyogramm (EMG), Intrakranieller Druck	**Parameter die telemedizinisch überwachbar sind**	**Hämatologisch** International normalized Ration (INR), Blutzucker
Urologisch Intravesikaler Druck	**Gynäkologisch** intrauteriner Druck, Cardiotokographie (CTG)	**Zusätzliche** Bewegungen, Medikamententherapie, Häusliche Aktivität, Global Positioning System (GPS)

Abb.12: Überblick über Parameter die telemedizinisch erfolgreich überwach-bar sind (Quelle: in Anlehnung an Sienknecht, 2010), S. 11

Die folgenden Kapitel geben einen Einblick, wie Telemonitoring-Anwendungen bei Erkrankungen wie Asthma und COPD, Diabetes und chronische Herzinsuf-fizienz aussehen können. Darüber hinaus wird auf Ambient- Assisted- Living (AAL) als Ergänzung zum Telemonitoring eingegangen und auf weitere Berei-che für Telemonitoring-Anwendungen.

3.1.1 Telemonitoring bei Asthma bronchiale und Chronisch Obstruk-tiver Lungenerkrankung (COPD)

Asthma bronchiale

Asthma bronchiale ist eine chronische Erkrankung der Atemwege (Bronchien) mit immer wieder kehrenden Anfällen von Husten, Atemnot und Kurzatmigkeit. Die überempfindlichen Bronchien reagieren auf unterschiedliche Reize mit ei-ner Entzündung, oft ist die Erkrankung mit Allergien verbunden. Die Beschwer-den können mal stärker und mal schwächer sein und können aber zwischen-durch auch ganz verschwinden. Sind die Beschwerden rasch zunehmend und mit Luftnot verbunden, bezeichnet man dies als Asthmaanfall, der auch zu einem Notfall werden kann. Asthma bronchiale betrifft Menschen in jeder Alters-klasse und ist eine der häufigsten chronischen Erkrankungen.[91] Rund 10 Prozent der Kinder und 5 Prozent aller Erwachsenen in Deutschland leiden an Asthma, die volkswirtschaftliche Gesamtbelastung liegt bei 2,6 Milliarden Euro pro Jahr.[92] Eine unzureichende Behandlung der Asthma-Patienten, kann langfristig zur Einschränkung der Lungenfunktion und der gesamten körperlichen Belastbarkeit führen. Bei rechtzeitiger Behandlung und gezielter Kontrolle der Erkrankung ist es für die Betroffenen jedoch möglich, ein relativ beschwerdefreies Leben zu führen. Durch die noch vorherrschende sektorale Trennung in der medizinischen Versorgung, besteht in der interdisziplinären Patientenversorgung von Asthmatikern nach wie vor noch Verbesserungspotenzial. Hier können mit gezielter Förderung von Selbstmanagement des Betroffenen im Umgang mit der Krankheit vorhandene Defizite beseitigt werden. Der richtige und sichere Gebrauch von Notfall- Medikamenten, die regelmäßige Peak-Flow- Selbstmessung (Messung der Lungenfunktion), sowie Asthmaschulungen und die Kontrolle des Impfstatus gehören ebenso zu den Defiziten, als auch der persönliche Maßnahmenplan bei Asthmaanfällen. Durch umfassende Informationen, Steuerung und Betreuung kann die Patientenversorgung der Asthmatiker nachhaltig verbessert werden. Im aktuellen Praxisalltag bleibt den Hausärzten für eine individuelle und intensive Betreuung zu wenig Zeit. Die Barmer GEK berichtet in ihrem „Arztreport 2010", dass der durchschnittliche Arzt- Patienten- Kontakt im Jahr 2008 nur acht Minuten betrug. Gerade in strukturschwachen Regionen sind telemedizinische Anwendungen eine optimale Ergänzung und Entlastung der medizinischen Behandlung durch den Arzt. Mit Förderung von Eigenverantwortung und Selbstmanagement der Patienten, bietet hier das Telecoaching eine hilfreiche Unterstützung der ärztlichen Versorgung. Regelmäßige Betreuungsanrufe von medizinischen Pflegekräften können notwendige Lebensstiländerungen (z.B. Rauchentwöhnung) und die Compliance (Therapietreue) der Betroffenen nachhaltig verbessern.[93] Das Telemonito-

---

[91] Vgl.: http://www.netdoktor.de/Krankheiten/Asthma/ aufgerufen am 02.06.2011
[92] Vgl.: http://www.aerzteblatt.de/v4/archiv/artikel.asp?id=73999 aufgerufen am 02.06.2011
[93] Vgl.: http://www.aerzteblatt.de/v4/archiv/artikel.asp?id=73999, aufgerufen am 02.06.2011

ring hingegen ermöglicht die engmaschige Überwachung relevanter Vitalparameter (Blutdruck, Gewicht, Peak-Flow), die Indikatoren für eine Verschlechterung des Gesundheitszustands der Patienten sein können. Telemetrische Endgeräte erfassen die Daten und übertragen sie an eine Datenbank. In einem telemedizinischen Zentrum erfolgt die automatische Überprüfung der kritischen Werte und Trends vom medizinischen Fachpersonal, das bei Über- oder Unterschreiten der definierten Grenzwerte, schnell und gezielt Interventionen einleiten und gegebenenfalls ein Arzt hinzuziehen kann.

Als integriertes Versorgungskonzept nach § 140 a ff SGB V wurde beispielsweise „Telemedizin Asthma" von der Techniker Krankenkasse und der Deutschen Stiftung für chronisch Kranke entwickelt und wird seit Anfang 2008 bundesweit den Betroffenen angeboten. Die almeda GmbH übernimmt dabei die Funktion des telemedizinischen Zentrums. Zu Beginn des Telecoaching erhalten die Versicherten neben einem elektronischen Peak-Flow-Messgerät auch umfassende Schulungsunterlagen und werden von einem fachlich geschulten Patientenberater regelmäßig angerufen. Hochrisikopatienten erhalten zusätzlich noch ein Handy mit einer speziellen Software, über die Peak-Flow-Werte und Symptomstatus abgefragt werden und an das telemedizinische Zentrum übertragen werden können. Ziel dieses Programms ist, neben der Reduktion von Notfällen und Krankenhauseinweisungen, auch die Senkung der Leistungsausgaben und Verbesserung der Lebensqualität der Betroffenen.[94] Grundsätzlich steht die Teilnahme an diesem integrierten Versorgungsmodell allen niedergelassenen Ärzten offen. Die Vergütung der Einschreibung und programmbegleitende Betreuung jedes Patienten erfolgt extrabudgetär. Seit dem Start des Programms haben sich bereits über 1500 Versicherte eingeschrieben, bei denen in der medizinischen Evaluation 2009 schon eine signifikante Abnahme der Krankheitsaktivität nachgewiesen werden konnte.[95]

---

[94] Vgl.: http://www.aerzteblatt.de/v4/archiv/artikel.asp?id=73999, aufgerufen am 03.06.2011
[95] Vgl.: http://www.aerzteblatt.de/v4/archiv/artikel.asp?id=73999, aufgerufen am 03.06.2011

Chronisch obstruktive Lungenerkrankung (COPD)

Die chronisch obstruktive Lungenerkrankung (COPD = chronic obstructive pulmonary disease) bezeichnet eine dauerhafte Entzündung und Verengung der Atemwege. Mehrere Lungenerkrankungen, die alle eine ähnliche Symptomatik haben, sich aber in ihrer Ursache, Diagnose und Therapie letztlich unterscheiden, werden unter diesem Begriff zusammengefasst.[96] Im Gegensatz zum Asthma bronchiale lässt sich die Verengung der Atemwege durch Medikamente nur teilweise verbessern. Die COPD entwickelt sich aus einer chronischen Bronchitis und/ oder einem Lungenemphysem. Während das Asthma bronchiale oft schon im Kindesalter entsteht beginnt die COPD Erkrankung meist erst im vierten oder fünften Lebensjahrzehnt. Der größte Risikofaktor ist das Rauchen, rund 90 Prozent aller Betroffenen sind Raucher oder ehemalige Raucher. Weltweit ist die COPD derzeit die vierthäufigste Todesursache.[97] Circa 210 Millionen Menschen leiden unter dieser Erkrankung, geschätzte fünf Millionen Menschen sterben jährlich daran. In Deutschland befindet sich die COPD laut Statistischem Bundesamt in der Todesursachenstatistik im Jahr 2007 auf dem sechsten Platz. Die Prognose besagt, dass die COPD schon im Jahr 2020 auf den dritten Platz vorrücken werde, da immer mehr Menschen rauchen. Somit ist die COPD eine Volkskrankheit mit der höchsten Steigerungsrate.[98] Der Allgemeinzustand der Patienten verschlechtert sich im Verlauf der Krankheit oft schubweise durch Exazerbationen (akute Krankheitsverschlechterung), die häufig zu Krankenhauseinweisungen führt. Würde es gelingen, die Verschlechterung der Befunde rechtzeitig zu erkennen, könnten einige Einweisungen vermieden werden.[99] Hier kann die telemedizinische Betreuung dazu beitragen, durch ein effektives und effizientes Monitoring- und Anreizsystem, die Therapietreue der Patienten zu verbessern und die Klinikaufenthalte, die ein Viertel

---

[96] Vgl.: http://www.onmeda.de/krankheiten/copd.html, aufgerufen am 03.06.2011
[97] Vgl.: http://www.onmeda.de/krankheiten/copd.html, aufgerufen am 03.06.2011
[98] Vgl.: http://www.onmeda.de/krankheiten/copd-definition-3112-2.html, aufgerufen am 03.06.2011
[99] Vgl.: http://www.aerztezeitung.de/medizin/krankheiten/asthma/article/650206/telemedizin-bietet-chancen-copd-kranke.html, aufgerufen am 04.06.2011

der COPD- Gesamtkosten ausmachen, zu reduzieren.[100] Dies ist unter anderem das Ziel des europäischen Projektes AMICA, das für die Entwicklung eines
telemedizinischen Disease Management Systems zuständig ist, wodurch neben der Verbesserung der Compliance, auch die Lebensgewohnheiten der Patienten nachhaltig geändert werden sollen. In diesem Förderprojekt ist die Vitaphone GmbH mit speziellen compliancesteigernden Betreuungssystematiken
aktiv.[101] Sie entwickelt einen neuartig multifunktionellen Sensor zur Früherken-
nung von Exazerbationen mit dessen Hilfe die Vitaldaten in häuslicher Umgebung erfasst werden. Die Daten werden in einer elektronischen Patientenakte
gespeichert, auf die der Betroffene selbst jederzeit zugreifen kann und Rück-
meldung über seinen Gesundheitszustand einholen kann, sowie Vorschläge
zum Selbstmanagement (Rauchentwöhnung, Sport) erhalten kann.[102] Telemedizin kann bei dieser Erkrankung optimal ansetzen und eine Antwort liefern auf
die zunehmend geringer werdende Facharztdichte, vor allem in ländlichen Gebieten.

In der Region Nürnberg läuft seit Kurzem ein vom Bundesforschungsministeri-
um auf vier Jahre angelegtes Projekt, bei dem unter anderem COPD- Patienten
mit nicht-invasiver (maschinelle Beatmung über spezielle Masken) und invasiver (maschinelle Beatmung über Tubus oder Trachealkanüle) Heimbeatmung
telemedizinisch betreut werden sollen. Es soll möglich gemacht werden, dass
ein Intensivpfleger von einem telemedizinischen Zentrum aus mehrere Patienten mit invasiver Heimbeatmung betreuen kann. Patienten mit nicht invasiver
Heimbeatmung sollen die Vitaldaten, wie Werte des Beatmungsgerätes, Blut-
gase, Körpergewicht und Aktivität, selbst übertragen. Das Projekt befindet sich
noch am Anfang und soll mit einer Pilotinstallation in diesem Jahr starten.[103]

In der Charité Berlin werden derzeit 220 Patienten im fortgeschrittenen Stadium
der chronischen Lungenerkrankung für eine monozentrische, randomisiert-
kontrollierte Studie zur COPD- Telemedizin rekrutiert. Das Besondere an dieser

[100] Vgl.: http://www.vitaphone.de/?id=228, aufgerufen am 03.06.2011
[101] Vgl.: http://www.vitaphone.de/unternehmen/forschung-entwicklung.html,
aufgerufen am 03.06.2011
[102] Vgl.: http://www.vitaphone.de/?id=228, aufgerufen am 03.06.2011
[103]Vgl.:
http://www.aerztezeitung.de/medizin/krankheiten/asthma/article/650206/teleme
dizin-bietet-chancen-copd-kranke.html, aufgerufen am 05.06.2011

Studie ist, dass gleichzeitig Klimadaten erhoben werden, um Erkenntnisse darüber zu gewinnen, wie COPD Patienten bei Extremwetterlagen optimal betreut
werden können. Denn gerade bei starken Hitze- und Kälteperioden kommt es
zu vermehrten Krankenhauseinweisungen. Es werden sowohl sekundäre Daten
über Lebensqualität, Kosteneffektivität und Aktivität erhoben, als auch von
technischer Seite Lungenfunktionsparameter, sowie einmal pro Woche einen
Sechs- Minuten- Gehtest übertragen. Außerdem übermittelt der Patient selbst
eine durch ein Standardassessement erfasste Selbsteinschätzung.[104]

Durch ein telemedizinisches Therapiemanagement können COPD Patienten
einerseits im Umgang mit ihrer Krankheit unterstützt werden und andererseits
kann eine akute Krankheitsverschlechterung rechtzeitig erkannt werden. Der
regelmäßige Kontakt mit dem medizinischen Zentrum ermöglicht durch ein
Schulungs- und Trainingsprogramm, die Einstellung zur Krankheit zu verbessern und die Lebensgewohnheiten entsprechend umzustellen. Eine stationäre
Behandlung, die mit erhöhten Kosten verbunden ist, kann vermieden werden
und die Patienten können länger in ihrer häuslichen Umgebung bleiben. Durch
die umfassende und fachlich kompetente Betreuung fühlen sich die Erkrankten
sicherer, was wiederum zu einer erheblichen Steigerung der Lebensqualität
führt.

3.1.2 Telemonitoring bei Diabetes mellitus

Diabetes mellitus ist eine chronische Stoffwechselkrankheit, gekennzeichnet
durch eine dauerhafte Blutzuckererhöhung, die mit dem Risiko von schweren
Begleit- und Folgeerkrankungen verbunden ist. Es werden 2 Hauptgruppen
unterschieden, der Diabetes mellitus Typ 1 und der Diabetes mellitus Typ 2.
Der Diabetes Typ 1, auch jugendlicher Diabetes genannt, entsteht durch einen
Mangel des Hormons Insulin. Insulin benötigt der Körper, um die durch die
Nahrung aufgenommene Glucose in die Körperzellen zu transportieren und zu
verarbeiten Durch Autoimmunvorgänge (Antikörper) oder andere bisher unbe-
kannte Ursachen werden die insulinproduzierenden Zellen der Bauchspeichel-

---

[104]Vgl.:
http://www.aerztezeitung.de/medizin/krankheiten/asthma/article/650206/teleme
dizin-bietet-chancen-copd-kranke.html, aufgerufen am 05.06.2011

drüse zerstört. Es resultiert ein absoluter Insulinmangel. Diese Form des Diabetes beginnt meist im Kindes- und Jugendalter. Der absolute Mangel an Insulin kann bis zur stoffwechselbedingter Bewusstlosigkeit und bis zum lebensbedrohlichen Koma führen.[105] Rund 5-10 Prozent aller Diabetiker, hauptsächlich Kinder und Jugendliche, sind an Diabetes Typ 1 erkrankt.[106] Am Diabetes Typ 2 erkranken meist ältere Menschen - aus diesem Grund wurde er früher auch Altersdiabetes genannt. Diese Bezeichnung ist jedoch nicht mehr ganz korrekt, da zunehmend auch junge Erwachsene und sogar Kinder davon betroffen sind. Beim Typ 2 Diabetes produziert die Bauchspeicheldrüse zwar Insulin, jedoch reagieren die Zellen, die das Hormon aufnehmen sollen, unempfindlicher auf das Insulin. Aufgrund dieser Insulinresistenz, ist die Menge des Insulins in Relation zum Bedarf zu gering, so dass der Blutzuckerspiegel ansteigt.[107] Die Gründe dieser Diabetesform sind einerseits die erbliche Veranlagung und andererseits spielen vor allem Übergewicht, falsche Ernährung und Bewegungsmangel bei der Entstehung eine große Rolle. Die Zahl der übergewichtigen Menschen steigt weltweit immer mehr an. Nahrungsüberangebot und Bewegungsmangel führen vor allem in den Industrieländern zu einem vermehrten Auftreten von Fettstoffwechselstörung, Diabetes mellitus und Fettleibigkeit.[108] Allein in Deutschland sind über 7 Millionen Diabetiker in Behandlung, die Dunkelziffer liegt bei 3,5 Millionen. Die Krankheit Diabetes mellitus kostet dem deutschen Gesundheitswesen jährlich 30 Milliarden Euro mit steigender Tendenz.[109] Nach Ansicht des Verbands der Elektrotechnik Elektronik Informationstechnik e.V. (VDE), ließe sich durch konsequenten Einsatz von Telemonitoring ein Milliardenbetrag einsparen. Die gesundheitliche Verfassung der Kranken könnte sich verbessern und die Zahl der Neu- und Folgeerkrankungen würde sich durch intelligente Assistenzsysteme verringern, so der VDE weiter. Zuckerkranke leiden oft an zahlreichen Begleit- und Folgeerkrankungen, die sehr kostenintensiv sind und häufige stationäre Behandlungen notwendig machen.

---

[105] Vgl.: Häcker/ Reichwein/ Turad (2008), S.14
[106] Vgl.: http://www.dge.de/modules.php?name=News&file=article&sid=1018, aufgerufen am 08.06.2011
[107] Vgl.: http://www.onmeda.de/krankheiten/diabetes_mellitus.html, aufgerufen am 08.06.2011
[108] Vgl.: Häcker/ Reichwein/ Turad (2008) S.14
[109] Vgl.: http://www.vde.com/de/Verband/Pressecenter/Pressemeldungen/Fach-und-Wirtschaftspresse/Seiten/2008-19.aspx, aufgerufen am 11.06.2011

Laut Dr. Wolfgang Rathmann vom Institut für Biochemie und Epidemiologie am Deutschen Diabetes- Zentrum (DDZ) in Düsseldorf, wird die Häufigkeit des Typ 2 Diabetes in den nächsten Jahrzehnten weiter ansteigen. Bis zum Jahr 2030 werden rund 1,5 Millionen Menschen neu an Diabetes Typ 2 erkranken. Dabei wäre ein Großteil der Neuerkrankungen schon durch eine Änderung des Lebensstils vermeidbar. Denn im Gegensatz zum Typ 1 Diabetes, der ohne Insulinspritzen nicht behandelt werden kann, kann beim Typ 2 Diabetes, insbesondere bei Beginn der Krankheit, durch ausgewogene Ernährung, viel Bewegung und normalem Gewicht der Blutzucker stabilisiert werden. Das aktuelle VDE Positionspapier „Telemonitoring zur Prävention von Diabetes- Erkrankungen" belegt, dass mit der medizinischen Betreuung die Lebensqualität entscheidend verbessert werden kann. Hier gehört die Prävention ebenso zu den Einsatzmöglichkeiten, als auch das Therapiemanagement und die Risikoüberprüfung gefährdeter Personen. Die hohen Kosten für die Behandlung dieser Krankheit könne durch den Einsatz von Telemonitoring wesentlich gesenkt werden. Knapp zehn Prozent der Versicherten mit Diabetes mellitus verursachen rund dreißig Prozent der Gesamtkosten der gesetzlichen Krankenversicherungen. Durch Telemonitoring gut eingestellte Diabetes-Patienten müssen weniger kostenintensive stationäre Behandlungen in Anspruch nehmen, als Patienten mit dauerhaft hohen Blutzuckerwerten. Mit einem Sensor können in bestimmten Zeitabschnitten, spezifische Daten erfasst werden. Ein Expertenteam im telemedizinischen Zentrum überwacht die ihm übermittelten Daten und übernimmt die Koordination zwischen Patienten, Ärzten, Krankenhäusern, Krankenkassen und weiteren Stellen. Dadurch können individuelle Therapiepläne für die Patienten entwickelt werden. Werden Grenzwerte über- oder unterschritten lösen die telemedizinischen Systeme Alarm aus und die notwendigen Interventionen können eingeleitet werden. Darüber hinaus kann bei akut gefährdeten Patienten zusätzlich ein Basis- EKG registriert werden.

Seit Anfang April 2007 wird von der TAUNUS BKK (heute BKK Gesundheit) das telemedizinische Betreuungsprogramm Diabetiva® mit Unterstützung von SHL Telemedizin bundesweit angeboten. Hier werden besonders Hochrisiko-Patienten mit Diabetes mellitus Typ 2 und Folgeerkrankungen der kleinen und großen Blutgefäße angesprochen. Ein wichtiger Teil des Programms ist die tägliche Messung der Vitalwerte, wie Blutzucker und Blutdruck, die automatisch an das Telemedizinische Zentrum von SHL Telemedizin übermittelt werden. Sie werden in einer Fallakte dokumentiert, die dem behandelnden Arzt jederzeit zur Verfügung steht. Alle 6 Wochen erhält der Arzt einen Blutzucker- Bericht und durch regelmäßige Anrufe einer individuell zugeteilten Krankenschwester werden die Patienten aus der Ferne betreut. Zudem gibt es Patientenschulungen und darüber hinaus kann der Patient 24 Stunden am Tag telemedizinische Beratung in Anspruch nehmen. [110] Das Institut für Sozialmedizin, Epidemiologie und Gesundheitsökonomie an der Charité Berlin untersuchte den ökonomischen Nutzen dieses Programms. Bei der Evaluation der Daten stellte sich heraus, dass die Patienten, die in Diabetiva® Programm betreut wurden, seltener stationär behandelt werden mussten, als die Patienten der Kontrollgruppe. Dies führte zu niedrigeren Gesamtkosten für Klinikaufenthalte und die Kosten pro Kosten pro Krankenhausaufenthalt konnten in der Interventionsgruppe auch gesenkt werden. Die Patienten waren im Durchschnitt 750 Tage in telemedizinischer Betreuung. Ob diese telemedizinische Behandlung der Diabetes Patienten auch in anderen Bereichen des Gesundheitswesens, wie beispielsweise in den Arzneimittelausgaben, ökonomische Auswirkungen hat, wird derzeit noch untersucht.[111] Nach Aussage von Dr. Rathmann in der Ärzte Zeitung.de ließe sich ein Teil der Neuerkrankungen vermeiden: „Würde jeder zweite Erwachsene in der älteren Bevölkerung mit einer Diabetes-Vorstufe erfolgreich und dauerhaft an Maßnahmen zur besseren Ernährung und Gewichtsreduktion teilnehmen, könnten nach der aktuellen Studie 21 Prozent der zukünftigen Erkrankungen bei Männern und 31 Prozent der Fälle bei Frauen vermieden werden", wird Rathmann zitiert.[112]

---

[110]Vgl.: http://www.e-health-com.eu/details-news/diabetes/, aufgerufen am 11.06.2011
[111]Vgl.:http://epidemiologie.charite.de/fileadmin/user_upload/microsites/m_cc01 /epidemiologie/Projekte_de/Diabetiva.pdf, aufgerufen am 11.06.2011
[112] Vgl.:http://www.aerztezeitung.de/medizin/krankheiten/diabetes/article/657284/z ahl-diabetiker-steigt-neue-hoehen.html, aufgerufen am 11.06.2011

3.1.3 Telemonitoring bei Herzinsuffizienz

Herzinsuffizienz ist eine der häufigsten chronischen Erkrankungen in Deutschland und steht auf Rang drei der Todesursachen. Unter Herzinsuffizienz (Herzmuskelschwäche) versteht man das Unvermögen des Herzens, das zur Versorgung des Körpers benötigte Blutvolumen zu befördern. Das heißt, dass das Herz nicht mehr im Stande ist, genügend Blut durch den Körper zu pumpen. Der Körper wird infolge der eingeschränkten Pumpfunktion nicht mehr mit dem benötigten Blut, Sauerstoff und Nährstoffen versorgt. Man unterscheidet zwischen drei Arten:

Linksherzinsuffizienz: Hier kommt es zu einem Rückstau des sauerstoffreichen Blutes vor der linken Herzkammer, welcher bis in die Lunge zurück reichen kann. Dadurch wird beim Betroffenen Atemnot verursacht. Anfangs äußert sich die Atemnot nur bei körperlichen Belastungen. Bei fortgeschrittener Herzmuskelschwäche macht sich die Atemnot bereits im Ruhezustand bemerkbar. Durch den Rückstau von Blut in die Lungen geraten die feinen Blutgefäße (Kapillaren) rund um die Lungenbläschen unter starken Druck. Dadurch kann es passieren, dass Blutserum in die Lungenbläschen gerät. Dies hat zur Folge, dass sich Flüssigkeit in der Lunge ansammelt. In der Fachsprache spricht man in diesem Fall von einem Lungenödem. Durch ein solches Ödem wird die Atemnot zusätzlich verstärkt. Dieser Zustand ist immer ein Notfall und sorgt bei dem Erkrankten für Erstickungs- bzw. Todesangst.

Rechtsherzinsuffizienz: Bei der Rechtsherzinsuffizienz kommt es zu einem Rückstau des sauerstoffarmen (venösen) Blutes vor der rechten Herzkammer zurück in die Körpervenen. Rückstau heißt, dass der Druck in den Venen erhöht ist und es zu einem Flüssigkeitsaustritt ins umliegende Gewebe kommen kann. Bei den Betroffenen äußert sich dies in der Regel mit Wassereinlagerungen, erst in den Füßen, dann in den Unterschenkeln, später bis in den Bauch. Des Weiteren kann es zu Flüssigkeitsansammlungen zwischen Lunge und Brustwand kommen, einem sogenannten Pleuraerguss. Dieser Zustand erzeugt beim Betroffenen Atemnot und Schmerzen. Ebenso können Stauungen des Blutes im Bauchraum zu Vergrößerungen der Leber (Hepatomegalie) und eventuell der Milz (Splenomegalie) führen. In diesem Fall kommt es zur Funktionseinschränkung dieser Organe. In schweren Fällen führt der Rückstau zu

Wasseransammlungen im Bauchraum (Aszites). Diese Art der Stauung verursacht häufig „Magenbeschwerden", bzw. Appetitlosigkeit.

Globale Herzinsuffizienz: Leidet ein Patient unter einer Globalen Herzinsuffizienz, so heißt das, dass beide Herzkammern von der Herzinsuffizienz betroffen sind. Das führt dazu, dass der Betroffene sowohl die Symptome der Linksherz- als auch die der Rechtsherzinsuffizienz verspüren kann[113].

Die New York Heart Association (NYHA) hat ein Schema zur Einteilung der Herzinsuffizienz veröffentlicht. Die Klassifikation erfolgt in vier verschiedene Stadien entsprechend der Leistungsfähigkeit der Patienten, wie Tabelle 3 veranschaulicht. Allein in Deutschland leben ca. 1,3 Millionen Menschen mit der Diagnose Herzinsuffizienz.

NYHA I	Herzerkrankung ohne körperliche Limitation. Alltägliche körperliche Belastung verursacht keine inadäquate Erschöpfung, Rhythmusstörungen, Luftnot oder Angina Pectoris
NYHA II	Herzerkrankung mit leichter Einschränkung der körperlichen Leistungsfähigkeit. Keine Beschwerden in Ruhe. Alltägliche körperliche Belastung verursacht Erschöpfung, Rhythmusstörungen, Luftnot oder Angina Pectoris, z.B. Bergaufgehen, Treppensteigen.
NYHA III	Herzerkrankung mit höhergradiger Einschränkung der körperlichen Leistungsfähigkeit bei gewohnter Tätigkeit. Keine Beschwerden in Ruhe. Geringe körperliche Belastung verursacht Erschöpfung, Rhythmusstörungen, Luftnot oder Angina Pectoris, z.B. gehen in der Ebene.
NYHA IV	Herzerkrankung mit Beschwerden bei allen körperlichen Aktivitäten und in Ruhe. Bettlägerig.

Tabelle 3: Einteilung nach NYHA (Quelle: in Anlehnung an die Versorgungsleitlinien, S. 22,http://www.versorgungsleitlinien.de/themen/herzinsuffizienz/pdf)

---

[113] Vgl.: Unveröffentlichtes Lehrmanuskript, Krankenpflegeausbildung (1999)

Die Prognose bei dieser Erkrankung ist eher schlecht, wobei eine genaue Bestimmung abhängig von Faktoren wie Ätiologie, Alter, Komorbiditäten und der individuellen Progression ist. Darüber hinaus ist die Lebensqualität bei Patienten mit Herzinsuffizienz stärker eingeschränkt als bei jeder anderen Erkrankung.

Neben den enormen Kosten die Herzinsuffizienz verursacht, ist besonders die Zahl der Hospitalisationen sehr hoch und mittlerweile der zweithäufigste Grund für Krankenhausaufenthalte in Deutschland. Dazu kommt, dass sich in ca. 30 bis 60 Prozent aller Fälle, die Betroffenen innerhalb des ersten Jahres erneut in vollstationäre Behandlung begeben müssen. Man spricht hier von einer Rehospitalisation[114]. Der Hauptgrund dafür ist die mangelnde Therapie-Compliance der Patienten bezüglich regelmäßiger Medikamenteneinnahme, Trinkmengenbeschränkung und der Verzicht auf Salz. Aber auch andere Dinge die zu einem gesunden Lebensstil gehören, wie moderate Bewegung (bei NYHA I-III) und Nikotin- und Alkoholkonsum, werden oft nicht beachtet. Genau an diesem Punkt kann Telemonitoring zur Verbesserung der Lebensqualität, der Versorgung und der Prognose ansetzen. Denn durch Telemonitoring kann der Patient gezielter in die eigene Versorgung eingebunden werden. Dies hat zur Folge, dass die Compliance seitens des Patienten verbessert, die Medikamentendosis schneller und präziser angepasst, sowie auf eine eventuelle Verschlechterung (Dekompensation) der Herzinsuffizienz frühzeitig eingegangen werden kann. Eine Dekompensation der Herzinsuffizienz geht hauptsächlich mit einem raschen Anstieg des Körpergewichts durch Flüssigkeitseinlagerungen (Ödeme) einher. Zudem sind Atemnot, eine verschlechterte Sauerstoffsättigung und Veränderungen im EKG weitere Anhaltspunkte. All diese Parameter lassen sich gut mit Telemonitoring-Anwendungen festhalten, d.h. es ist technisch möglich, Patienten mit Herzinsuffizienz durch das Messen, Übertragen und Auswerten von Vitalparametern engmaschig zu überwachen. In Abbildung 13 wird veranschaulicht, wie ein telemedizinisches Betreuungskonzept zur Versorgung von Patienten mit Herzinsuffizienz aussehen kann. Durch Verwendung eines Telefons werden vorgegebene Vitalparameter wie Gewicht, Blutdruck und Sauerstoffsättigung automatisiert an ein Telemedizinisches Zentrum übermittelt. Für

---

[114] Vgl.: Sienknecht, K. (2010), S. 5ff

den Fall, dass im Vorfeld festgesetzte Grenzwerte über- oder unterschritten werden, können umgehend therapeutische Maßnahmen eingeleitet werden. Denn im Monitorcenter wird bei einer Abweichung der festgelegten Werte Alarm ausgelöst. Zudem werden alle Patienten im NYHA Stadium III- IV routinemäßig mindestens einmal pro Woche und Patienten im NYHA Stadium II alle 14 Tage vom Service- Center kontaktiert und nach standardisiertem Muster befragt.

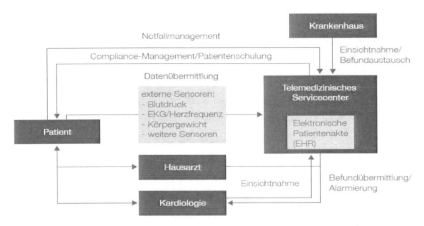

Abb.13: Betreuungskonzept zur Versorgung von Patienten mit Herzinsuffizienz (Quelle: VDE- Thesenpapier Telemonitoring in der Kardiologie, 2009) S. 25

Ziel dieser Kontakte ist es, die Medikamenten-Compliance zu unterstützen und eventuelle frühzeitige Anzeichen einer Veränderung des Gesundheitszustandes zu erkennen. Darüber hinaus, ist das Telemedizinische Zentrum rund um die Uhr für die Betroffenen erreichbar. Dies ermöglicht Patienten bei kardiopulmonalen Symptomen bzw. schwerwiegenden Beschwerden auf einen kompetenten Ansprechpartner zurückzugreifen. Das Programm wird durch Schulungsmaßnahmen zu Ernährung, Bewegung und Pharmakotherapie vervollständigt und stärkt somit den selbstverantwortlichen Umgang des Patienten mit sich und seiner Erkrankung[115]. Durch den Einsatz einer elektronischen Patientenakte sind alle relevanten Daten jederzeit für die beteiligten Parteien zugäng-

---

[115] Vgl.: VDE Thesenpapier Telemonitoring in der Kardiologie (2009), S. 25f

lich. Ergänzend bietet das Internet Möglichkeiten für den Patienten, sich notwendige Gesundheitsinformationen zu beschaffen. Genau diese Art von Betreuung wird in Projekten wie „Partnership for the Heart" realisiert. Ein Projekt, das nur mit Hilfe von vielen Partnern (wie Getemed, Bosch, Aipermon, Inter Component Ware AG, Omron, Seca, T- Mobile, Bosch BKK sowie der Barmer-GEK) umgesetzt werden kann. Darüber hinaus wird dieses Projekt von Partnern aus Medizin und Wissenschaft, wie der Charité Berlin, dem Robert-Bosch-Krankenhaus in Stuttgart, dem ökonomischen Zentrum der Dresden International University (Wirtschaftlichkeitsanalyse), dem Koordinierungszentrum für klinische Studien Leipzig (Studienmonitoring und Auswertung) und dem Lehrstuhl und Poliklinik für präventive und rehabilitative Sportmedizin der Technischen Universität München unterstützt.

Genau wie zu Beginn beschrieben, werden hier von dem Betroffenen die Werte gemessen und anschließend mit Hilfe von Bluetooth an den sogenannten technischen Assistenten gesendet. Von dort werden die Daten verschlüsselt an das Telemedizinische Zentrum (TMZ) der Charité bzw. des Robert-Bosch Krankenhauses in die elektronische Patientenakte weitergeleitet und von medizinischem Fachpersonal ausgewertet. Auch die ambulant behandelnden Ärzte haben die Möglichkeit, bei Einverständnis aller Beteiligten, Einblick in die Patientenakte zu nehmen. Zeigen die gemessenen Werte Abweichungen auf, so setzt sich ein Mediziner des TMZ umgehend mit dem Patienten in Verbindung. Auch der Patient hat die Möglichkeit, das Service Center jederzeit zu kontaktieren. In Notfallsituationen ist ein Arzt des Telemedizinischen Zentrums in der Lage, umgehend einen Notarzt zu verständigen. Aber auch der Patient selbst kann jederzeit einen Notruf (per Notrufknopf) setzen. In diesem Fall ist er direkt mit einem Arzt vom TMZ verbunden. Das telemedizinische Betreuungssystem des Projektes „Partnership for the Heart" ist in der Lage schleichende wie akute Hinweise auf eine Verschlechterung der Herzfunktion zu erkennen und ermöglicht allen betreuenden Ärzten, Wissen auszutauschen und sich über den aktuellen Stand der Therapie zu informieren[116]. Experten sind sich einig, dass viele teure Krankenhausaufenthalte durch eine optimierte medizinische Betreuung im Bereich der Herzinsuffizienz und durch bessere Aufklärung, verhindert wer-

---

[116] Vgl.: www.partnership-for-the-heart.de

den können. Telemonitoring ist eine potenzielle Maßnahme im Kampf gegen die Unterversorgung und Kostenexplosion bei Patienten mit Herzinsuffizienz.

3.1.4 Weitere Bereiche für Telemonitoring-Anwendungen

Die vorhergehenden Kapitel haben sich bereits mit den wichtigsten chronischen Erkrankungen beschäftigt, bei denen der Einsatz von Telemonitoring sinnvoll ist. Aber es gibt noch weitere Erkrankungen oder Umstände, die von der Anwendung des Telemonitoring profitieren können. So ist z.B. der erfolgreiche Einsatz nach Herzoperationen im Rahmen einer ambulanten Rehabilitation nachgewiesen. Damals führte eine Gruppe von Patienten im Rahmen der NOPT-Studie eine ambulante Reha in der häuslichen Umgebung durch. Nach Beurteilung der Belastbarkeit wurde ein individueller Trainingsplan erstellt sowie ein elektronisch gesteuertes Fahrradergometer nach Hause geliefert. Zudem erhielten die Patienten eine Diätschulung, sozialmedizinische Beratung, Gerinnungsberatung, Präventionsgespräche sowie ein Gespräch zu Herz-Kreislauf bedingten Komplikationen. Die Patienten trainierten fortan täglich auf dem Ergometer. Zusätzlich wurde zweimal pro Woche ein mobiles telemedizinisches Gerät eingesetzt, um die Herz- Kreislauf- Funktion aufzuzeichnen und anschließend an das Institut für angewandte Telemedizin (IAT) telefonisch weiterzuleiten. Dort wurde das EKG von Ärzten ausgewertet. Der Patient selbst konnte das Institut jederzeit bei Problemen, Fragen oder Komplikationen kontaktieren. Die anschließende Auswertung hat ergeben, dass es den Patienten, verglichen mit der Gruppe, die eine stationäre Rehabilitation durchgeführt hat, anschließend mindestens genauso gut ging. In einigen Bereichen erreichte die ambulante Gruppe sogar bessere Ergebnisse. Ein weiteres Beispiel ist der Einsatz von Telemonitoring in der Versorgung von Demenz- und Alzheimer-Kranken. Die Zielgruppe ist hier nicht nur die erkrankte Person selbst, sondern vor allem die pflegenden Angehörigen. Patienten mit Demenz oder Alzheimer werden hier mit einem GPS-fähigem Endgerät ausgestattet. Dieses Gerät sendet dann entweder auf Anforderung oder kontinuierlich seine GPS-Position per Mobilfunk an einen Rechner. Der Rechner kann dann die Daten auswerten und die exakte Position bis auf wenige Meter ermitteln. Die Information zum Aufenthaltsort des Vermissten wird über das Internet entweder auf einen stationären

PC übermittelt oder an ein mobiles Endgerät (Smartphone). Ein weiterer erfolgreicher Bereich ist das Home-Monitoring von Glaukom Patienten. Hier konnte
bereits gezeigt werden, dass die Dokumentationsqualität durch die zentrale
Speicherung der Daten in Verbindung mit den selbst durchgeführten Messungen zu Hause verbessert werden konnte und sich somit auch das Glaukom-
Management individuell optimieren ließ. Auch Patienten mit Adipositas profitieren von Telemonitoring. Hier gibt es bereits einige Anbieter, die per Fernüber-
wachung ein Programm zur Gewichtsreduktion anbieten. Gerinnungs- aber
auch Medikamentenmonitoring sind weitere etablierte Anwendungsbereiche.
Das Überwachen von Schwangeren im Rahmen von Home CTG- Monitoring ist
ein weiterer bereits vorhandener Bereich. Darüber hinaus gibt es Monitoring-
Anwendungen für Patienten, die unter Schlafapnoe leiden. Die Überwachung
hier sorgt bei Betroffenen für mehr Sicherheit. Wundmanagement, die Betreuung von Patienten mit rheumatischen oder neurologischen Erkrankungen, aber
auch das Monitoring nach Schlaganfall- oder bei Parkinson Patienten sind weitere Bereiche mit großem Potenzial[117]. Die Liste der Anwendungen ist bereits
jetzt schon lang. Die rasanten Entwicklungen auf diesem Gebiet werden schon
in den kommenden Jahren zeigen, dass Telemonitoring in fast allen Bereichen
eine hilfreiche Unterstützung darstellt.

3.2 Ambient Assisted Living (AAL) als Ergänzung zum Telemo-nitoring

Fragt man einen älteren Menschen, was er für Träume und Wünsche hat, äu-
ßern die meisten Senioren, dass sie so lange wie möglich selbstständig und in
ihren eigenen vier Wänden bleiben wollen. Darüber hinaus ist auch das Thema
Lebensqualität immer wieder ein wichtiger Punkt. Durch den Einsatz entsprechender Informations- und Kommunikationstechnologie kann dies im Rahmen
von AAL ermöglicht werden. Die Praxis hat bereits gezeigt, dass medizinische
Dienstleistungen nicht mehr nur im Krankenhaus oder beim Arzt erbracht werden können. Der Gebrauch von entsprechender Technologie ermöglicht eine
Interaktion zwischen Arzt und Patient direkt von zu Hause. Die klassischen Ge-

---

[117] Vgl.: www.iat.eu/ehealth, aufgerufen am 17.06.11

sundheitsstandorte werden zunehmend mit Hilfe von telemedizinischen Anwendungen durch den eigenen Haushalt ergänzt und so entwickelt sich das
Zuhause immer mehr zum dritten Standort für Gesundheit (Schwanitz, R.
2009). Genau dieser Aspekt wird im AAL- Konzept aufgegriffen. Ambient Assisted Living Systeme beinhalten neue Technologien, die sinnvoll in die häusliche Umgebung integriert werden, um die Lebensqualität zu verbessern. Sie
schaffen eine intelligente Umgebung[118]. Ziel von AAL- Konzepten ist es, den
gesamten Haushalt zu vernetzen, unter anderem auch von Rauch- und Bewe-
gungsmeldern. Letzteres würde u.a. bei einem Sturz direkt eine Meldung an
Angehörige, Pflegepersonal oder Rettungsstelle senden. Die Informationen
werden bei AAL- Anwendungen über eine Schnittstelle zum Internet weitergeleitet. Personalisierte Assistenzsysteme beinhalten Erinnerungsfunktionen wie
z.b. zur Medikamenteneinnahme oder zum trainieren kognitiver Fähigkeiten.
Zusätzlich kann diese Funktion den Nutzer zum Durchführen von Bewegungs-
programmen animieren und unterstützt die individuelle Mobilität. Die Technik
entlastet Menschen besonders in Situationen von Überforderung oder Ermü-
dung und soll seine alltäglichen Handlungen bestmöglich unterstützen, aber
auch Kontroll- und Steuerleistungen abnehmen (VDE Positionspapier Intelligente Heimvernetzung, 2010)[119]. Es gibt bereits verschiedene Projekte zum
Ambient Assisted Living. Eines dieser Projekte ist „Smart Senior" in Berlin, in
welchem Technologien für die Erhaltung von Gesundheit, Mobilität und Selbst-
ständigkeit älterer Menschen entwickelt und erprobt werden. In Kapitel 3.2 wird
auf dieses Projekt näher eingegangen und deshalb hier nicht näher erläutert.
AAL-Systeme sind individuell auf den Nutzer zugeschnitten und fügen sich in
sein direktes Lebensumfeld ein[120]. In Abbildung 14 wird das Zusammenspiel
von Geräten, Sensoren und Daten noch einmal bildlich dargestellt.

---

[118] Vgl.: Schwanitz, R. (2009), S.87f
[119] Vgl.: VDE Positionspapier Intelligente Heimvernetzung (2010), S. 7
[120] Vgl.: VDE Positionspapier Intelligente Heimvernetzung (2010), S. 7f

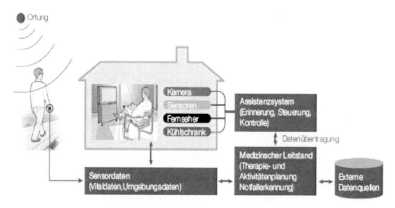

Abb.14: Zusammenspiel von Geräten, Sensoren und Daten (Quelle: VDE Positionspapier Intelligente Heimvernetzung, 2010), S. 7

Wie im telemedizinischen Bereich allgemein gibt es zum aktuellen Zeitpunkt noch keine flächendeckenden Angebote. Allerdings wird auch in diesem Bereich an Möglichkeiten zur Vermarktung, die sich am Markt und zudem an der Akzeptanz der Kunden orientieren, gearbeitet.

4 Vorstellung zweier Projekten im Bereich Telemonitoring/ AAL

Im Bereich Telemonitoring und Ambient Assisted Living gibt es eine Vielzahl an Projekten. Im Rahmen dieser Arbeit haben sich die Autorinnen entschieden, zwei große Projekte genauer vorzustellen.

4.1 Das EU- Projekt RENEWING HEALTH

„Renewing Health" ist ein EU-weites Projekt und zählt darüber hinaus zu einem der größten Projekte weltweit im Bereich Telemonitoring. Insgesamt sind zehn Länder als Projektpartner vertreten, darunter neben Deutschland, Norwegen, Spanien, Finnland, Österreich, Griechenland, Luxemburg, Dänemark, Schweden und Belgien[121]. Das Projekt wird mit insgesamt 8000 randomisierten Patienten durchgeführt, die an Diabetes und/oder COPD (Chronisch obstruktive Lungenerkrankung) erkrankt sind, wobei davon 800 Patienten aus Deutschland (Berlin) kommen.

Hauptziel von Renewing Health, ist es, ein Versorgungsmanagement für die Behandlung von chronisch kranken Patienten mit Diabetes mellitus oder COPD zu implementieren. Die Versorgung basiert auf Telemonitoring und sektorübergreifende Leitlinien. Innerhalb der Laufzeit von drei Jahren sollen vor allem die Implementierungschancen auf Ebene des Primärversorgers und Versorgungseffekte von Telemonitoring für chronisch Kranke untersucht werden. Des Weiteren soll in einer randomisierten Studie ermittelt werden, wie sich Telemonitoring im Gesundheitsbereich medizinisch und ökonomisch auf Klinikeinweisungen auswirkt. Aber auch der Effekt auf die Zahl der Arztbesuche, Komplikationen und Sterblichkeit spielt eine wichtige Rolle. Darüber hinaus sollen europaweite Kriterien in Bezug auf die telemonitorische Betreuung analysiert und erfasst werden. Diese sollen als Grundlage für die Erstellung von europaweiten Standards und Standardabläufen dienen. In Berlin sind das Pflegewerk und die Mediplus GmbH diejenigen, die für das Projekt verantwortlich sind. Darüber hinaus werden sie von Partnern wie die Technologie Stiftung

---

[121] Vgl.: Präsentationsunterlagen für Fachtagung zum Projekt Renewing Health, S. 4

Berlin (TSB), der Health Insight Solution GmbH und der HyCare GmbH unterstützt. Verschiedene differenziert anwendbare Technikmodule sollen während der Zeit für ein lückenloses Telemonitoring sorgen. Die Patienten wurden zu Hause mit Bluetooth unterstützten Vitalsensoren ausgestattet. Je nach Bedarf und Indikation werden diese zur Überwachung von Blutzucker, Blutdruck, Sauerstoffsättigung oder Gewicht genutzt. Die gemessenen Daten werden anschließend an eine mobile Übertragungsbox (HIS Care Station) gesendet und dann auf dem HIS Portal gespeichert. Durch die HIS Care Station ist das Pflegepersonal in der Lage, Messdaten zu erfassen und aufzunehmen sowie Daten in die Ereignisdokumentation einzugeben. Im HIS Portal werden wie bereits erwähnt die Daten gespeichert. Das Portal ist mit einem Alarmmanagement ausgestattet, das bei Bedarf automatisierte Informationsprozesse in Gang setzt. Das Pflegepersonal kann so jederzeit den Status des Patienten über die aktuellen Werte der Vital- oder ggf. auch durch die Umfeldsensoren erfassen. Darüber hinaus wird der entsprechende Alarmwert per SMS an den diensthabenden pflegerischen Hintergrund weitergeleitet. Die Koordinierungsstelle von Pflegewerk kann durch die im System erfassten Parameter Rückschlüsse auf die Gesamtsituation schließen und entsprechende Maßnahmen ergreifen.

Renewing Health unterscheidet sich durch den Umfang an Fallzahlen und das hohe Finanzierungsvolumen von anderen Projekten[122]. Darüber hinaus macht die Fokussierung auf ein aktives Versorgungsmanagement mit dem Ziel, Patienten aller Versorgungsstufen in die Studie mit einzubeziehen, um so, bestehende sektorale Allokationsprobleme zu identifizieren und zu überwinden, das Projekt besonders.

Das Versorgungsmanagement von Pflegewerk und Mediplus beinhaltet vier Stufen, wobei Stufe vier neu ist. Hier werden mit Unterstützung von Telemonitoring Patienten die Intensivpflege benötigen, wie z. B. beatmungspflichtige Patienten, im eigenen Haushalt („Hospital at home") betreut. Durch den Einsatz von entsprechender Technologie ist es den Patienten möglich, bei Bedarf zusätzlich eine direkte Videokommunikation z.B. zu Angehörigen, einzurichten. Zudem steht auch ein mobiles Hausnotrufsystem zur Verfügung, welches derzeit in dem parallel laufenden EU Projekt „Dreaming" auf dessen Wirksamkeit

---

[122] Vgl.: Fachbeitrag Renewing Health, S. 2ff

untersucht wird[123]. Renewing Health läuft seit November 2010 und man darf gespannt sein, was die Ergebnisse in drei Jahren bringen werden.

4.2 Smart Senior – Intelligente Dienste und Dienstleistungen für Senioren

Dieses Forschungsprojekt richtet sich sowohl an weitgehend selbständig lebende Senioren, als auch an akut oder chronisch erkrankte ältere Menschen, die ökonomisch, gesundheitlich und sozial so unterstützt werden sollen, dass sie in ihrem gewohnten Lebensumfeld bleiben können. Für die Erhaltung von Gesundheit, Selbständigkeit und Mobilität der Senioren werden neue Technologien entwickelt und erprobt. Auch pflegebedürftige Senioren, die Betreuung und eine kontinuierliche Überwachung der Vitalparameter benötigen, werden durch Notfall- und Assistenzsysteme unterstützt, damit sie sich auch unterwegs weitgehend sicher fühlen können. Im Notfall sollen umgehend lebenserhaltende medizinische Maßnahmen ergriffen werden können und langfristig soll sowohl die Prävention als auch die pflegerische Versorgung bestmöglich geregelt werden.[124] Schwerpunkte der Allianz Smart Senior sind: [125]

- der Aufbau einer altersgerechten Kommunikationsinfrastruktur mit einfachen und intuitiv bedienbaren Benutzerschnittstellen (zum Beispiel die einfache und intuitive Bedienung der dazu notwendigen Fernsehgeräte[126])

- die Entwicklung von Notfallerkennungs- und Assistenz-Systemen zur sicheren Fortbewegung (zu Beispiel ein Nothalte-Assistent im Auto, der bei einem Schlaganfall automatisch in einen autonomen Fahrmodus wechselt und einen abgesicherten Nothalt durchführt[127])

- die Integration vorhandener und neuer Dienstleistungen in den Bereichen

---

[123] Vgl.: Fachbeitrag Renewing Health, S. 2ff
[124] Vgl.: http://www1.smart-senior.de/Loesungen/scenarios, aufgerufen am 28.06.2011
[125] Vgl.: http://geriatrie.charite.de/forschung/smartsenior/, aufgerufen am 28.06.2011
[126] Vgl.: http://www1.smart-senior.de/AufEinenBlick/Ziele, aufgerufen am 28.06.2011
[127] Vgl.: Bundesministerium für Bildung und Forschung, Pressemitteilung 25.05.2009

Prävention, Behandlung und Rehabilitation

- die Erarbeitung von Lösungen für erhöhte Sicherheit zu Hause und unterwegs

- Smart Senior führt Fallstudien zu Akzeptanz, Nutzen, Kosten und Nachhaltigkeit durch (in Feldtestwohnungen und Living Labs).[128]

Bei einer Living Lab handelt es sich um eine künstlich erschaffene Lebensumgebung, die es ermöglicht, die entwickelten Dienste unter realen Lebensbedingungen zu evaluieren.[129] In speziell ausgestatteten Wohnungen sollen Gesundheits- Sicherheits- und Kommunikationsdienstleistungen miteinander verknüpft werden. Somit werden die Voraussetzungen geschaffen, für eine umfassende Betreuung der älteren Menschen in ihrer vertrauten Umgebung.

Das Projekt ist auf 3 Jahre angelegt und hat im Jahr 2009 mit der Entwicklung konkreter Anwendungsfälle, mit Definieren von Anforderungen und mit der Festlegung der Gesamtarchitektur begonnen. Bereits seit Ende des zweiten Projektjahres werden die innovativen Smart Senior-Lösungen in der Praxis auf die Probe gestellt. In den sogenannten Living Labs werden sämtliche Produkte optimiert. Die Evaluierung und Testung der Anwendungen findet in etwa 35 Feldtestwohnungen statt. Mit dem Ende des Projekts im Jahr 2012 liegen wichtige Erkenntnisse für die Produktenwicklung vor.[130] Das Bundesministerium für Bildung und Forschung unterstützt die Entwicklung des Gesamtprojekts mit 25 Millionen Euro. Gemeinsam mit den Partnern des Projekts wie die Deutsche Telekom, Alcatel-Lucent, Siemens, BMW, Getemed, mittelständischen Unternehmen wie die Berliner Prisma GmbH und mit Partner aus der Wohnungswirtschaft und den Dienstleistungssektoren, Interessenverbänden und Forschungseinrichtungen sollen diese und andere Teilprojekte zur Marktreife gebracht werden.[131]

---

[128] Vgl.: http://www1.smart-senior.de/AufEinenBlick/Ziele, aufgerufen am 28.06.2011
[129] Vgl.: http://geriatrie.charite.de/forschung/smartsenior/, aufgerufen am 28.06.2011
[130] Vgl.: http://www1.smart-senior.de/AufEinenBlick/Zeitplan, aufgerufen am 28.06.2011
[131] Vgl.: Bundesministerium für Bildung und Forschung, Pressemitteilung 25.05.2009

5 Experteninterviews

Im Rahmen der Studienarbeit wurden Experteninterviews durchgeführt. Dies sollte zum einem der Wissenserweiterung dienen und zum anderen die Meinung von Fachleuten aus der Praxis darlegen. Die Experten wurden dabei bewusst ausgewählt und sind alle mit dem Gebiet der Telemedizin und des Telemonitoring bestens vertraut. Die Experteninterviews wurden schriftlich, persönlich wie auch telefonisch durchgeführt.

5.1 Unternehmensberater im IT-Bereich

Das erste Experteninterview wurde mit dem Leiter einer im telemedizinischen Bereich renommierten Unternehmensberatung zum Thema Strategie, Prozesse und Organisation mit Schwerpunkten in Mobilität und Telematik geführt. Hinsichtlich der Entwicklung des telemedizinischen Markts in Deutschland antwortet der Experte:

> „Die meisten Anwendungen stehen nach wie vor in der Einführungs- bzw. Vormarktphase. Im Gegensatz zu Innovationen in der freien Marktwirtschaft steht die Vergütung von Innovationen und Anwendungen im Gesundheitswesen vor der Herausforderung, dass die Anforderungen an den Nachweis der Wirksamkeit und Effizienz hoch sind. Zudem konkurrieren die Anwendungen mit einer Fülle an anderen Weiterentwicklungen (Medikamente, Hilfsmittel, Behandlungsmethoden) um die Budgets".

Zur Frage der Verstetigung der Projekte nach Auslaufen der Finanzierung und der Übertragung in die Regelversorgung erfolgt der Hinweis dass die Anwendungen häufig einem Technology- Push folgen und das Budget nicht ausreicht, um zwei bis drei Iterationen der Weiterentwicklung der Anwendung bzw. des Geschäftsmodells zu durchlaufen.

Zur Frage der Positionierung des telemedizinischen Markts in Deutschland, verglichen mit anderen Nationen, im hinteren Mittelfeld ist die Einschätzung:

> "Wir haben heute (noch) eine hohe Versorgungsdichte. Andere Länder (mit dünnen Siedlungsstrukturen z.B.) müssen sich Lösungen überlegen. Länder, die eher wettbewerblich organisierte Gesundheitssysteme haben (z.B. USA), oder Länder, die vorwiegend staatlich (UK) organisierte

Gesundheitssysteme haben, haben jedenfalls weniger Transaktionen (durch Abstimmungen, Selbstverwaltung) zu tragen. Das Innovationsmilieu ist dort ggf. freundlicher. Andere Länder haben andere Lösungen für oder andere Erwartungen an den Datenschutz."

In der Versorgung chronisch Kranker bietet besonders das Telemonitoring aus Sicht der Autorinnen viele Vorzüge.

Zum Thema Telemonitoring wird diskutiert, wer die Zielgruppe ist und wer den Nutzen erlebt, aber auch, was für ein Zusatznutzen erzeugt wird. Grundsätzlich werden gute Chancen für den Einsatz von Telemonitoring identifiziert. Zur Frage, welche Produkte und Dienste bzw. Voraussetzungen nötig sind, um ein vollständiges, etablierfähiges Telemonitoring- Geschäftsmodell auf den Markt zu bringen ist zu erwähnen:

„Es ist erst mal wichtig zu verstehen, wie ein Geschäftsmodell beschrieben ist. Hier gibt es unterschiedliche Elemente. Wesentlich ist z.b. das Nutzenversprechen. Dieses gilt es herauszuarbeiten. Eine Anwendung kann verschiedene Nutzenversprechen haben wie z.b. weniger Krankenhaustage, höhere QALY, höhere Compliance, aber auch Nutzenversprechen, die in Richtung der eigenen Organisation gehen wie Qualitätssicherung, Zeiteffizienzen, Arbeitsteilung. Daher kann man das nicht pauschal sagen."

Zur Frage, wie der Bedarf für die Anwendung von Telemonitoring- Verfahren objektiv ermitteln lässt, erfolgt der Hinweis: „Hier bietet die BWL verschiedene Instrumente: PESTEL- Analyse, Szenario- Technik, Visual Thinking, Blue Ocean Strategy, Technologieanalyse,…" Speziell unter Ärzten wird das Telemonitoring oft kritisch gesehen und nicht so anerkannt, obwohl es viele erkennbare Vorteile hat. Der Unternehmensberater hat bisher eher positive Erfahrungen gesammelt. Er antwortete auf die Frage der Transferpotenziale. „Wenn sie beispielsweise das bereits in der Regelversorgung integrierte Telemonitoring von kombinierten Defibrillatoren/ Schrittmacher ansehen, so ist dies durchaus akzeptiert." Bzgl. des Problems der Auswirkungen der Arzt-Patient-Beziehung durch Telemonitoring-Anwendungen findet der Experte dass:

„weniger (aus Sicht beider Parteien) unnötige physische Arztbesuche eine Auswirkung sein könnte, aber auch validere Informationen auf Basis
derer, Entscheidungen getroffen werden können und effizientere Über-
gaben von Informationen an mit-/ weiterbehandelnde Ärzte/ Einrichtungen."

Die Akzeptanz von Telemonitoring wird beim Endverbraucher dem „Patienten"
heute und in der Zukunft eindeutig einschätzt. Als Endverbraucher wird nicht
immer der Patient fungieren, sondern auch z.b. Wohnungsbaugesellschaften.
Die Akzeptanz ist bereits dort gut, wo der Anwender in der Lage ist, zu verstehen, was passiert und wo für ihn persönlich der Nutzen liegt. Künftig wird das
noch besser werden.

Zur Frage, wie der Patient von morgen schon heute an das Thema Telemonitoring herangeführt werden kann und ob der Experte dies als sinnvoll bzw. notwendig ansieht, beantwortete er wie folgt:

„Das passiert schon ganz von alleine, wenn die Potenziale der Telematik
gut genutzt werden. Kaum einer hat sein iPhone aus dem Betrieb genommen, als klar wurde, dass zur Beschleunigung von Lokalisierungs-
diensten einige Bewegungsdaten auf dem Mobiltelefon und dem iTunes
gehalten wurden. Warum? Weil der Nutzen höher ist, als die Angst, zu
viel von sich preisgegeben zu haben. Wer Googlemail nutzt, riskiert auch
viel Informationsfreigabe. Wie viel Nutzer hat Googlemail? Manche mai-
len auch mit ihrem Arzt. Wir müssen in Deutschland, ohne leichtsinnig zu
werden, auch Erfolgsmeldungen und Nutzen besser kommunizieren.
Konkrete Möglichkeiten, an das Thema heranzuführen, sind die Integration von Telemonitoring-Aspekten in Alltagsanwendungen. Wer also auf
eine Protokollierung von HbA1c Werten und die Protokollierung der
Broteinheiten angewiesen ist und ein nutzerfreundliches, erschwingli-
ches Werkzeug an die Hand bekommt, das ihm die Eingabe erleichtert
und gleichzeitig dem Arzt eine bessere Einstellung „des Zuckers" erlaubt, der wird es nutzen und wichtig: auch anderen davon berichten".

5.2 Vertreter einer Krankenkasse

Mit dem Leiter der Stabsstelle Unternehmenspolitik einer Krankenkasse wurde
der Stand des telemedizinischen Marktes in Deutschland diskutiert:

> „An Ideen fehlt es nicht. Viele Entwicklungen wurden getätigt und viele
> Anwendungen erprobt. Sie scheitern jedoch am Übergang vom Modell-
> projekt in die Regelversorgung. Es gibt keine flächendeckenden und trä-
> gerübergreifenden Lösungen, stattdessen gibt es viele Einzelprojekte
> und Insellösungen."

Die Gründe, warum die meisten telemedizinischen Projekte nach Auslaufen der
Finanzierung nicht in den Regelbetrieb übernommen werden, sind vielfältig:

> „Das liegt an der fehlenden Orientierung an den tatsächlichen Versor-
> gungsbedarfen. Telemedizin verursacht relativ hohe Investitionskosten
> und stellt damit hohe Anforderungen an den "Ertrag". Sie steht damit im
> Wettbewerb mit anderen (nicht telematischen) und preiswerteren Ver-
> sorgungsangeboten. Kostenträger werden zu spät oder gar nicht einge-
> bunden Diese haben jedoch den Anspruch, Gestalter zu sein, nicht nur
> Finanzier. Es liegt auch am Wettbewerb der Kostenträger für gute Ver-
> sorgungsangebote und die Entwicklung maßgeschneiderter telemedizi-
> nische Lösungen, so dass der Bedarf an Entwicklungen von außenste-
> henden Anbietern nicht immer da ist. Ein weiterer Grund ist die fehlende
> Akzeptanz bei den Nutzern der Anwendungen – besonders, wenn sie
> nicht in die Entwicklungsarbeit eingebunden waren; insbesondere bei
> Ärzten, die teilweise den Einsatz von Technik als Bedrohung ihrer ärztli-
> chen Kompetenz wahrnehmen. Schlussendlich werden Projekte nur der
> Projekte wegen durchgeführt und es findet keine Berücksichtigung der
> Notwendigkeit überzeugender Evaluationsstudien statt."

Dass sich der telemedizinische Markt in Deutschland im Vergleich zu anderen
Nationen eher im hinteren Mittelfeld befindet, wird wie folgt begründet:

> „Dies liegt an der spezifischen Struktur des deutschen Gesundheitssys-
> tems (Partikularinteressen, Wettbewerb zwischen den Kostenträgern,
> Selbstverwaltung, regionale Besonderheiten) die die flächendeckende
> und sektorübergreifende Einführung neuer Entwicklungen kaum zu-

lässt(Beispiel elektronische Gesundheitskarte). Aus Sicht der Krankenkassen präsentieren Anbieter häufig fertige Produkte, berücksichtigen
aber nicht, dass die Kassen eigene, maßgeschneiderte Lösungen präsentieren möchten (Wettbewerb, spezifische Versorgungssituationen...)."

In der Versorgung chronisch Kranker bietet besonders das Telemonitoring aus
der Sicht der Autorinnen viele Vorzüge. Der Kassenvertreter äußerst sich zum
Thema Telemonitoring:

> „Der Einsatz von Telemonitoring kann eine sinnvolle Ergänzung in einem
> umfassenden Versorgungsprogramm für chronische Erkrankungen dar-
> stellen. Dies wird z.b. im Rahmen des Programms *AOK-Curaplan Herz
> Plus* für Herzinsuffizienz-Patienten erfolgreich eingesetzt. Die Voraus-
> setzungen dafür sind die Akzeptanz bei den Anwendern und Ärzten, die
> einfache Handhabbarkeit und zielgruppenspezifische Einsatz (nicht
> sinnvoll für alle). Telemonitoring soll nicht als Ersatz gesehen werden,
> sondern als Ergänzung der Behandlung und persönlichen Beratung."

Folgende Produkte und Dienste bzw. Voraussetzungen sind nötig, um ein vollständiges, etablierfähiges Telemonitoring- Geschäftsmodell auf den Markt zu
bringen:

> „Die einfache Implementation eines „im Labor" entwickelten Produktes in
> eine reale Versorgungssituation wird nicht funktionieren. Eine erfolgrei-
> che Telemonitoring-Anwendung ist aus unserer Sicht zwangsläufig ganz
> spezifisch in ein Versorgungsprogramm eingepasst und gemeinsam mit
> allen Beteiligten entwickelt und etabliert worden. Es ist auf regionale Be-
> sonderheiten und die Interessen der Stakeholder angepasst und in einer
> vorherrschenden Kultur des Vertrauens und der Kommunikation zwi-
> schen den Beteiligten etabliert."

Der Bedarf für die Anwendung von Telemonitoring-Verfahren lässt sich durch
„wissenschaftliche Beobachtung von Krankheitsverläufen und mit der Identifi-
zierung kritischer Phasen, in denen eine Verschlechterung des Zustands stattfindet, weil bestimmte Werte zu spät oder nicht kontrolliert werden ", objektiv
ermitteln. Speziell unter Ärzten wird das Telemonitoring oft kritisch gesehen
und nicht anerkannt, obwohl es viele erkennbare Vorteile hat:

„Die ärztliche Kultur ist geprägt durch ein hohes Maß an Selbständigkeit und Verantwortung. Der Arzt ist traditionell eher kein Teamplayer, dennoch bedeutet Telemonitoring in der Regel jedoch, dass Dritte in den Behandlungsprozess eingebunden werden."

Die Auswirkungen von Telemonitoring-Anwendungen auf die Arzt-Patienten-Beziehung lässt sich wie folgt erläutern:

„Sie wirken sich auf die Intensivierung der Beziehung durch die Möglichkeit der kontinuierlichen Begleitung im Krankheitsverlauf aus. Durch die frühzeitige Erkennung von Handlungsbedarf ergeben sich bessere Therapiechancen und daraus resultieren positive Effekte für Arzt und Patient."

Die Akzeptanz von Telemonitoring beim Endverbraucher, dem „Patienten", heute und in der Zukunft wird als gut eingeschätzt:

„ ..., sofern die Technik nicht die persönliche Betreuung ersetzt, sondern ergänzt. Ein ganz wichtiger Punkt ist, dass die Akzeptanz durch gute Handhabbarkeit und Nutzerfreundlichkeit der Geräte frühzeitig in der Entwicklung sichergestellt wird."

Das schon heute sinnvolle oder gegebenenfalls notwendige Heranführen des Patienten von morgen an das Thema Telemonitoring bewertet der Kassenvertreter folgendermaßen:

„Es ist nicht der Patient, der lernen muss, mit Telemonitoring umzugehen! Wenn Telemonitoring nutzerfreundlich ist und sinnvoller Teil eines Versorgungsprogramms, wird der Patient kein Problem damit haben. Und wenn doch, dann ist die Anwendung nicht geeignet oder es fehlt die Unterstützung und Begleitung... Es kann nicht sein, dass wir uns die richtigen Patienten „erziehen" müssen, um Telemonitoring einsetzen zu können. Der Patient steht immer im Mittelpunkt, nicht die Technik."

5.3 Fachexperten aus dem Bereich Medizintechnik der Technologiestiftung Land Berlin (TSB)

Zum Aufgabenbereich der TSB zählt unter anderem der Ausbau von Telemedizin und medizinischer Informatik, aber auch die überregionale Präsentation der Medizintechnik der Region. Die Vernetzung von Forschung und Lehre, Klinik und Produktion gehört ebenso dazu, wie die Beratung innovativer Unternehmen. Aus Sicht der TSB

„werden derzeit nur etwa ein Drittel der Projekte in die Regelversorgung aufgenommen. Die sogenannte „Pilotitis" behindert die Implementierung in den klinischen Alltag. Eine Vielzahl der Telemedizin-Projekte laufen von Beginn an als Studie oder Pilotprojekt. Demnach besteht eigentlich keine direkte „Verpflichtung" zur Überführung in den Regelbetrieb. Außerdem sind die Anforderungen für klinische Studien sehr hoch. Der G-BA hat Richtlinien und die Konsolidierungsphase ist dadurch sehr langwierig."

Um telemedizinische Projekte nach dem Auslaufen der Finanzierung in den Regelbetrieb aufnehmen zu können, „müssen die Leistungen in den Leistungskatalog aufgenommen werden." Im Vergleich zu anderen Nationen steht der telemedizinische Markt in Deutschland eher im hinteren Mittelfeld. Dies begründet die TSB in den

„technischen Schwierigkeiten der Datensicherheit, der sicheren Datenübertragung und des Datensicherheitsschutzes. Es besteht eine Schnittstellenproblematik. Andere Länder sind in diesem Bereich schon viel weiter entwickelt. So haben beispielsweise Kanada und die USA im Universal Mobile Telecommunications System (UMTS) eine Bandbreite allein für telemedizinische Anwendungen reserviert. In vielen Ländern herrscht ein anderer Umgang mit Telemedizin. So lässt sie sich zum Beispiel in Polen viel besser durchsetzen. In Skandinavien ist eine ganz andere Akzeptanz gegenüber Telemedizin vorhanden, was nicht zuletzt auch an der geographischen Lage dieses Landes liegt."

Die Vorzüge der Versorgung chronisch Kranker mittels Telemonitoring sieht die TSB darin,

„dass die Ärzte und Pflegenden jederzeit eine Auskunft über den Verlauf und den Zustand des Patienten haben können und dementsprechend bei Bedarf schnell interveniert werden kann. Dies ist aber auch teilweise abhängig von den jeweiligen Standards."

Um ein vollständiges, etablierfähiges Geschäftsmodell für Telemonitoring auf dem Markt zu bringen, sind nach Meinung der TSB einige Aspekte zu beachten.

„Die Zielstellung der Telemedizin zur Umsetzung in die Praxis sollte eine Verbesserung der Betreuungsqualität für Patienten, Bürger und Versicherte in Medizin und Pflege sein. Durch eine bessere Verzahnung der stationären, ambulanten und häuslichen Leistungen sollen die Versorgungsstrukturen optimiert werden. Außerdem soll eine Optimierung der Behandlungspfade und Funktionsabläufe in den Kliniken und die Anpassung der entsprechenden IT-technischen Prozesse (KH-Informationssysteme, Arztinformationssysteme, Subsysteme zur Anbindung medizinischer Geräte) erreicht werden. Zur Überprüfung von medizinischer und pflegerischer Machbarkeit und Notwendigkeit muss ein Überblick über den Stand von Telemedizin und AAL geschaffen werden. Indikationen, Einsatzgebiete und Szenarien in der vernetzten Medizin und Pflege, sowie der Nutzen für den Patienten müssen bewertet werden. Bezüglich der technischen Machbarkeiten sind folgende Aspekte zu berücksichtigen: die technische und personelle Voraussetzung, die Sensorik, Geräte, Datenübertragung und Datenspeicherung, standardisierte Schnittstellen und die Qualifikation der Mitarbeiter. Die Finanzierung und Vergütung der Leistungen, die rechtlichen Grundlagen, der Nutzen für den Gesundheitsdienstleister und die Marktreife mit Geschäftsmodellen sind für die Umsetzung von Telemedizin in der Praxis wesentlich. Auch die Qualifikation der Hersteller und Anwender gehört zu den Bedingungen für eine erfolgreiche Durchführung von telemedizinischen Anwendungen."

Die objektive Ermittlung für deren Bedarf könnte laut TSB „über eine sektorenübergreifende Erhebung stattfinden und der indikationsbezogenen Auswahl in der Risikopatientengruppe (COPD, Schlaganfall, Diabetes, Herzinsuffizienz,

Adipositas) im Hinblick auf die grundlegende Vitalfunktion." Die Skepsis der Ärzte gegenüber dem Telemonitoring begründet die TSB damit,

> „dass die Delegation von ärztlichen Leistungen allgemein als sehr kritisch betrachtet wird und die Gefahr des Zerreißens der Leistung angesehen wird. Standards sind noch nicht ausreichend vorhanden und die Erfahrung und Expertise wird gebraucht."

Als positive Auswirkung auf die Arzt-Patienten-Beziehung sieht die TSB , „dass die Compliance, die Adhärenz, die Selbstkontrolle und Selbststeuerung des Patienten gefördert wird. Aber der Umgang damit muss gewährleistet sein." Die Akzeptanz des Endverbrauchers sieht die TSB in

> „Abhängigkeit des Alters und in der Gebrauchsfähigkeit. Die Geräte müssen „smart", robust und zuverlässig sein. Aber trotz aller Technik ist der menschliche Kontakt sehr wichtig. Das System muss den Patienten unterstützen und darf ihn nicht abhängig machen. Durch ein bürgerzentriertes Gesundheitsangebot, das mit Prävention, Selbstverantwortung und Selbstbestimmung des Patienten einhergeht, kann der Patient von morgen schon heute an das Thema Telemonitoring herangeführt werden. Die personalisierte Medizin und die Identifikation von Biomarker sind ein weiterer Schritt in diese Richtung."

5.4 Deutsche Stiftung für chronisch Kranke (DGCK)

Zur Bedeutung des telemedizinischen Marktes aus Sicht der DGCK in Deutschland wird ausgeführt:

> „Seit etwa 10 Jahren am Anfang einer verschleppten Wachstumsphase. Das Potential der Telemedizin ist vorhanden und bekannt. Der tatsächliche Einsatz im großen Stil scheitert aber an strukturellen und interessensgetriebenen Besonderheiten des deutschen Gesundheitswesens".

Zur Zukunft telemedizinischer Projekte nach Auslaufen der Finanzierung hinsichtlich des Transfers in den Regelbetrieb:

> „Während der Integrierten-Versorgungs-Anschubfinanzierung waren testweise Telemedizinische Anwendungen ohne nennenswerte Risiken /

Mehrkosten für die Krankenkassen und einem positivem Öffentlichkeits-effekt möglich. Mit Auslaufen der Anschubfinanzierung und unter den Bedingungen des Morbi-RSA gestalten sich die Anreizstrukturen aus Sicht der Krankenkassen weit schwieriger. Telemedizin (zumal bei chronischen Erkrankungen) ist langfristig ausgerichtet und kann in den kurzen Planungshorizonten der Krankenkassen (ein bis zwei Jahre) kaum die geforderten Nutzenelemente erbringen. Krankenkassen tendieren daher zu einer abwartenden Position oder der Durchführung von kleineren Feigenblatt-Piloten. Auch bei anderen Beteiligten (Patienten: Nutzen, aber keine Zahlungsbereitschaft; Ärzte: Einsatz, aber nur wenn unter ärztlicher Kontrolle und nicht aus „normalem" Geld des Gesundheitswesen finanziert) bestehen Interessenslagen, die einen starken und nachhaltigen Einsatz für die Telemedizin verhindern. Kurzfristige Orientierung und Verlagerung von Verantwortlichkeiten sind Hauptgründe für die geringe Verbreitung des Telemonitoring. ABER: In anderen Bereichen mit weniger heterogenen Beteiligten oder klaren Vorgaben / Bedürfnissen der Praxis hat sich die Telemedizin längst stillschweigend zum Standard entwickelt (Teleradiologie, Telepathologie, Einsatz der Telemedizin in Militäreinsätzen und im Katastrophenschutz, etc.)."

Die Gründe für Positionierung Deutschlands im internationalen Mittelfeld sind folgende Gründe relevant:

„Die Arztdichte ist in Deutschland wesentlich höher als etwa in Skandinavien. Dadurch gibt es kaum Vorteile durch Überbrückung der räumlichen Distanz. Es gibt keine einheitliche Interessensvertretung der Ärzteschaft. Jede Arztgruppe versucht, Telemedizin nur unter der eigenen Führung/ zu eigenen Bedingungen zuzulassen. Ein weiterer Grund ist die fehlende Selbst-/ Zuzahlungsbereitschaft der Versicherten, die sogenannte Vollkaskomentalität. Es gibt auch keinen „Leithammel" in Sachen Telemedizin-Orientierung wie etwa im britischen NHS oder den großen, an aktive Nutzung gewisser Technologien gekoppelter Fördervorhaben in den USA."

Zum Thema Telemonitoring und den Vorzügenfür die Versorgung von chronisch Kranken:

„Die Deutsche Stiftung für chronisch Kranke hat die Bedeutung der Telemedizin insbesondere zur Unterstützung von Menschen mit chronischen Erkrankungen frühzeitig erkannt und bietet in Zusammenarbeit mit
der Techniker Krankenkasse (TK) zwei der „dienstältesten" und erfolg-
reichsten Programme in Deutschland an. Die detaillierte Position der
Stiftung (Technik nur als Mittel zum Zweck, Ergänzung der Betreuung
durch den niedergelassenen Arzt statt Ersatz selbiger, etc.) können in
den verschiedenen Publikationen der Stiftung in aller Ausführlichkeit gefunden werden."

Zur Frage, welche Produkte und Dienstleistungen bzw. Voraussetzungen aus
Sicht des Experten nötig seien, um ein vollständiges, etablierfähiges Telemoni-
toring- Geschäftsmodell auf den Markt zu bringen, sagte der Fachmann:

„Die Technik wie auch die Strukturen und Abläufe existieren in oft mehr-
fach redundanter Form bereits im Markt, auch in Deutschland. Der Erfolg
oder Misserfolg eines Programms entscheidet sich daran, ob für ein be-
stimmtes Einsatzszenario mit spezifischen Nutzenelementen am Ende
eine Lastenteilung der hierfür erforderlichen Aufwände gefunden werden
kann, die für alle Beteiligten akzeptabel ist und die dauerhaft (also auch
nach Ende einer evtl. Anschubfinanzierung) aufrecht erhalten werden
kann."

Die Frage, inwiefern die Bedarfsermittlung für die Anwendung von Telemonitoring sich objektiv ermitteln lässt, wird dargelegt:

„Diese Frage kann nicht allgemein sondern nur unter Berücksichtigung
der Einzelperspektiven sowie des gesamt wirtschaftlichen Konsens zur
Frage „Wie viel Gesundheit soll bzw. kann sich unsere Gesellschaft leisten?" beantwortet werden. Aus Sicht des konkret Betroffenen ist der Bedarf uneingeschränkt vorhanden. Aus Sicht des Beitragszahlers ist der
Bedarf eher gering, da er Geldmittel bindet. Aus Sicht der Medizin ist jede Maßnahme, die einen größeren Behandlungserfolg verspricht, erst
einmal positiv und sollte durchgeführt werden. Aus Sicht der Krankenkassen und der Gesellschaft ist eine telemedizinische Maßnahme dann
interessant, wenn es keine oder nur geringeren Nutzen stiftende Alterna-
tiven gibt. Allerdings ist hier abzuwägen, wie „teuer" dieser Mehrnutzen

sein darf etc." Besonders unter Ärzten wird Telemonitoring oft kritisch gesehen und nicht anerkannt, obwohl es viele erkennbare Vorteile hat.

Herr Pelleter notierte diese Gedanken dazu: „Selbstbild der Ärzteschaft, Verlustängste (Therapiehoheit, Patientenkontakt, finanzielle Mittel), Angst vor objektivierbarer Kontrolle der eigenen Leistung, Überforderung durch Bürokratie und viele heterogene Programmkonzeptionen, Furcht vor Technisierung der Medizin, Festhalten an Altbewährtem (... hat schon immer so geklappt!)".

Hinsichtlich der Auswirkungen von Telemonitoring- Anwendungen auf die Arzt-Patient-Beziehung sind folgende Antworten relevant:

„Je nach Ausgestaltung nahezu jede, nach unserer Ansicht. GUTE Ansätze führen jedoch am Ende nicht zum jederzeit aus verschiedenen Blackbox Devices Daten funkenden homo telemedicus, der einen Arzt nur noch bei seiner Geburt und später bei schwerer Krankheit zu Gesicht bekommt. Vielmehr unterstützen sie den Patienten UND den Arzt an jeweils sinnvollen Stellen bei der Therapie, stärken die Arzt-Patienten-Bindung ggf. sogar noch weiter. Technik für die Menschen in sinnvollen Anwendungen, nicht Technik um der Technik willen oder zur Demonstration der Machbarkeit".

Bzgl. der Akzeptanz von Telemonitoring beim Patienten als Endverbraucher heute und in der Zukunft:

„Akzeptanz und Interesse ist da, aber keine nennenswerte Zahlungsbereitschaft. Mit den nachrückenden Generationen wird die selbstverständliche Nutzung von Technik an Bedeutung gewinnen und damit auch der Telemedizin den Weg ebnen. Die Entwicklung der Zahlungsbereitschaft (seitens Krankenkassen, Pflegekassen aber eben auch seitens der Patienten selbst) wird dessen ungeachtet vom Zusammenspiel verschiedener externer Faktoren abhängen."

Der Aspekt, inwieweit der Patient von morgen schon heute an das Thema Telemonitoring herangeführt werden kann und ob dies überhaupt sinnvoll bzw. notwendig ist, wird ausgeführt:

„Gute Telemonitoring-Konzepte sind von Ihrem Nutzen her so stimmig,

dass sie den Patienten im Bedarfsfall relativ leicht überzeugen. Telemonitoring ohne konkreten Nutzen anzubieten, halten wir als Stiftung eher
für nicht zielführend. Hier profilieren sich eher die Hersteller technischer
Gerätschaften. Von daher: Die Überzeugungsarbeit muss eher bei den
Leistungserbringern ansetzen, die wesentlich heterogenere Standpunkte
zu Telemonitoring haben. Das Interesse der Patienten kommt bei guten
Konzepten von alleine".

5.5 Ambulant tätiger Arzt und Experte für diabetischen Fuß

Zur Bedeutung des telemedizinischen Marktes aus Sicht des ambulant tätigen
Arztes wird ausgeführt, das der telemedizinische Markt in Deutschland sich im
hinteren Mittelfeld befindet. Gründe dafür seien organisatorische Probleme,
fehlende Strukturen, sowie verbindliche Regelungen der Kassenärztlichen Vereinigungen (KV) oder Bundesärztekammer (BÄK). Des Weiteren muss Telemedizin einfach publiziert werden, erfolgreiche Modelle müssen sich rumspre-
chen, aber auch die Scheu vor Technik beim Patienten muss abgebaut werden.
Warum die meisten Projekte nach Auslaufen der Finanzierung nicht in den Regelbetrieb übernommen werden, beantwortete der Experte wie folgt:

> „Telemedizin ist im Moment noch zu regional, die Projekte zu sehr be-
> schränkt. Zudem fehlen Geldmittel, Strukturen und rechtliche Grundla-
> gen. In Frage vier wurde noch einmal Deutschlands Position im hinteren
> Mittelfeld verglichen mit anderen Ländern, thematisiert".

Gründe dafür sind aus Sicht des Experten Anwenderprobleme, aber auch die
schon erwähnten strukturellen und organisatorischen Hindernisse, sowie fehlende Regelungen der KV und BÄK. Zudem ergänzte der Experte, dass die
gegenwärtige Hauptursache für Schwierigkeiten bei der Einführung von telemedizinischen Sensoren im geriatrischen Bereich u.a. die Unfähigkeit bei der
Bedienung (wie z.B. im Umgang mit der Technik, wo schon die Bedienung eines Mobiltelefons unmöglich ist) ist. Aber auch fehlende Akzeptanz, fehlendes
Verständnis für die Technik und Angst vor dem „kontrolliert werden" durch die
Geräteschaften bzw. Misstrauen spielt eine wesentliche Rolle. Der Experte für
diabetischen Fuß steht dem Telemonitoring positiv gegenüber. Wie auch die
Autorinnen, findet er den Einsatz besonders bei chronischen Erkrankungen wie

Diabetes, Asthma, Hypertonie und Herzerkrankungen, sowie bei Krebs für sinnvoll. Er fügt hinzu, dass dies kein Arztersatz ist, aber eine gute Unterstützung in der Therapie. „Zudem sollte der Einsatz nicht nur in ländlichen Gebieten erfolgen, sondern speziell auch in dicht besiedelten Gegenden". Anschließend wurde der Fachmann gefragt, welche Produkte und Dienstleitungen bzw. Voraussetzungen für ein etablierfähiges Geschäftsmodell notwendig sind. Laut dem Experten müssen als erstes die bestehenden rechtlichen Probleme geklärt werden, sowie die offenen Fragen zum Datenschutz. Darüber hinaus braucht es Organisation und die Technik muss stimmen. Die derzeitigen Geräte sind zu groß und unpraktisch. Dies muss geändert werden. Die Software muss quasi in altbewährte Geräte rein (kleine Geräte, leichte Bedienbarkeit). Abschließend ist gute Koordinierung wichtig und man braucht eine „bewertende Marktübersicht".

Um den Bedarf für die Anwendung von Telemonitoring objektiv zu ermitteln, seien Projektstudien, wie es aktuell durch die Versorgungsforschung der Bundesärztekammer geschieht, nötig. „Ein anderer möglicher Weg ist die Schaffung von Insellösungen im Rahmen von landkreisweiten bzw.- übergreifenden Projekten". Als Arzt ist dem Experten bekannt, dass Telemonitoring unter Ärzten oft kritisch gesehen und nicht anerkannt wird, obwohl es viele Vorteile bietet. Er sieht die Ursache in zu oft erlebter Enttäuschung und Zweifel am Nutzen.

„Aber auch noch offene Abrechnungsfragen müssen geklärt und Berührungsängste abgebaut werden. Im Rahmen von Ärztestammtischen oder KV- Bildungsveranstaltungen könnte das Thema aufgegriffen werden oder auch indem man alle Gruppen eines gesamten Landkreises zu einer „offenen Fragestunde" einlädt. Hier könnte mit Hilfe eines Mediators an das Thema herangeführt und auf Interessen wie auch Einwände eingegangen werden. Darüber hinaus muss der Aufwand (finanziell, zeitlich, personell) gut einschätzbar sein und die Frage zur Datensicherheit und Verlässlichkeit geklärt werden. Sponsoring könnte ein weiterer Weg sein, um Ärzte an die Telemedizin heranzuführen. Hier ist beispielhaft ein Projekt der Firma Cisco zu nennen, welche Krankenhäuser und ambulante Arztpraxen mit ihrem Krankenhausinformationssystem (KIS) vernetzt hat, um die Ärzte von den Vorteilen zu überzeugen".

Zur Frage, welche Auswirkungen Telemonitoring auf die Arzt-Patient-Beziehung haben könnte, wird erläutert: „Es steigert die Transparenz, Arbeitsabläufe können erleichtert werden, es kann aber auch den Konkurrenzdruck und damit verbundene Verlustängste erhöhen". Hinsichtlich der Akzeptanz von Telemonitoring beim Patienten als Endverbraucher heute und in der Zukunft wird ausgeführt:

> „Der Patient, der über Telemonitoring nachdenkt, bekommt die Schwierigkeiten, die es zum aktuellen Zeitpunkt gibt, mit. Auch für den Patienten muss die Nutzenfrage eindeutig geklärt sein. Telemonitoring hat auch etwas mit Selbstdisziplin zu tun".

Abschließend ist zum Aspekt, inwieweit der Patient von morgen schon heute an das Thema Telemonitoring herangeführt werden kann und ob dies überhaupt sinnvoll bzw. notwendig ist, festzuhalten:

> „Telemonitoring muss interaktiv in den Alltag reingebracht werden, dies muss intuitiv geschehen. Die Geräte müssen so klein wie möglich sein und es darf nicht zu viele Geräte geben. Es ist besser ein Gerät mit Hilfe von Zubehörteilen in seiner Funktion zu erweitern. Der wichtigste Punkt ist allerdings, dass die Geräte funktionieren. In den nächsten ein bis zwei Generationen wird das Misstrauen entfallen und die heutigen Probleme kein Thema mehr sein. Schon heute sollte auch die jüngere Zielgruppe bedient werden mit einer etwas anderen Fragestellung, nämlich die der Prävention".

6 Nutzen von Telemonitoring

Telemonitoring- Verfahren werden immer häufiger zum zentralen Bestandteil umfassender Betreuung chronischer Erkrankungen und helfen die Versorgungsqualität der Patienten deutlich zu verbessern. Der demografische Wandel, die Zunahme der chronischen Erkrankungen und die steigenden Kosten im Gesundheitswesen sprechen für den Einsatz der Telemedizin.[132] Telemonitoring kann durch engmaschige Überwachung, Risikoprävention und Förderung der Compliance zu einer Verbesserung des Therapiemanagements führen. Vielfach fehlt noch der wissenschaftliche Beweis, dass Telemedizin die Versorgung tatsächlich verbessert.[133]

6.1 Ökonomischer Nutzen von Telemonitoring

Die Kosten für Krankenhausaufenthalte steigen laut Statistischem Bundesamt immer weiter an. So sind im Jahr 2009 die Behandlungskosten pro Fall bundesweit um 4,5 Prozent auf 3 772 Euro angestiegen gegenüber 3 610 Euro im Jahr 2008. Die Zahl derer, die stationär behandelt werden mussten, erhöhte sich um 300.00 auf insgesamt 17,8 Millionen Patienten. Zu den häufigsten Einweisungsdiagnosen zählt die chronische Herzinsuffizienz.[134] Die direkten Kosten werden in den westlichen Ländern auf 2 Prozent der gesamten Gesundheitsausgaben geschätzt. Der Hauptanteil dieser Kosten (70 Prozent) fällt dabei nicht auf Medikamente und teure Interventionen, wie beispielsweise Herztransplantationen, sondern vielmehr auf die zahlreichen Krankenhausaufenthalte dieser Patienten. Viele Einweisungen der chronisch Kranken sind die Folge von akuter Krankheitsverschlechterung oder einer Komplikation. Eine ungenügende medikamentöse Einstellung, mangelnde Kenntnisse der Patienten, fehlende Therapietreue und die unzureichende Erfassung der relevanten Vitalparameter führen oft zu Krankenhauseinweisungen.[135] Bei Patienten mit chroni-

---

[132] Vgl.: Häcker/ Reichwein/ Turad, (2008) S. 15-16

[133] Vgl.: http://www.aerzteblatt.de/v4/archiv/artikel.asp?id=80980, aufgerufen am 11.06.2011

[134] Vgl.: http://www.krankenkasseninfo.de/news/55035, aufgerufen am 11.06.2011

[135] Vgl.: Häcker/ Reichwein/ Turad, (2008) S.16

scher Herzschwäche beträgt die mittlere Verweildauer im Krankenhaus 18 Tage. Die Klinikkosten werden auf jährlich 1,5 Milliarden Euro geschätzt (Adrian et al.).[136] Nach bisherigen Erkenntnissen ist die Überwachung bestimmter Vitaldaten mittels Telemonitoring dazu geeignet, Therapien zu unterstützen, Krankheitsverschlechterungen rechtzeitig zu erkennen und somit Notfälle zu vermeiden. Dies führt zu deutlich weniger Krankenhauseinweisungen, zu einer höheren Erfolgsquote in der Therapie und dadurch zu Einsparungen im Gesundheitswesen.[137] Außerdem müssen Patienten für Therapiekontrollen nicht regelmäßig den Arzt aufsuchen, sondern können mobil oder von zu Hause überwacht werden. Verschiedene Studien belegen den ökonomischen Nutzen von Telemonitoring. So führte beispielsweise die Kaufmännische Krankenkasse Hannover (KKH), die ArztPartner almeda AG und das Blutdruckinstitut München an 251 Patienten mit chronischer Herzinsuffizienz eine kontrollierte prospektive Studie durch. Mit dieser Studie konnte sowohl die Senkung der Mortalität, als auch eine Senkung der Gesamtbehandlungskosten durch telemedizinische Betreuung nachgewiesen werden. Über die Dauer eines Jahres übermittelten die Patienten täglich ihr Körpergewicht telemetrisch und wurden telefonisch vom medizinischen Fachpersonal betreut. Die Krankenhaustage reduzierten sich um 48 Prozent und die Gesamtbehandlungskosten pro Patient waren um 6 883 Euro niedriger, als die bei den Patienten ohne telemedizinische Betreuung. Eine weitere Untersuchung im Rahmen der Studie Zertiva der Techniker Krankenkasse, die ab 2003 für die Dauer von 180 Tagen durchgeführt wurde, konnte Kosteneinsparungen belegen. Hier wurden 111 pärchenweise vergleichbare Patienten in Studien- und Kontrollgruppen nach erfolgter Krankenhausbehandlung wegen Herzinsuffizienz telemedizinisch überwacht. Auch hier erfolgte sowohl die telemedizinische Überwachung des Körpergewichtes und des Blutdrucks als auch die telefonische Unterstützung und Beratung. Bei Patienten mit Telemonitoring waren die absoluten Behandlungskosten pro Patient mit 2 292 Euro um 39 Prozent niedriger als bei der Kontrollgruppe. Außerdem wiesen die Patienten ohne telemedizinische Betreuung mit 6,5 Tagen einen höheren Arbeitsausfall auf, als die Patienten der Studiengruppe mit nur 2,9 Ta-

---

[136] Vgl.: Häcker/ Reichwein/ Turad, (2008) S. 16
[137] Vgl.: http://www.vde-verlag.de/proceedings-en/453138039.html, aufgerufen am 12.06.2011

gen.[138] Auch die bislang weltweit einzigartige klinische Studie zur Wirksamkeit von Telemedizin bei chronischer Herzinsuffizienz „Partnership for the Heart", die über 2 Jahre von der Charité – Universitätsmedizin durchgeführt wurde, stellt sowohl den ökonomischen Nutzen als auch den medizinischen Nutzen auf eine anerkannt objektive Basis. Insgesamt wurden 710 chronisch herzkranke Patienten in dieser Studie betreut. In der Gruppe mit telemedizinischer Betreuung konnte die Zahl der Krankenhauseinweisungen wegen Herzschwäche deutlich verringert werden. Laut Prof. Einhäupl, Vorstandsvorsitzender der Charité, sollen nun die Gremien der Selbstverwaltung und der Politik, die entscheidenden Weichen stellen, damit diese innovative Lösung schnell den betroffenen Patienten in Deutschland zugutekommen kann.[139]

6.2 Medizinscher Nutzen von Telemonitoring

Der Anstieg von chronischen Erkrankungen und die damit verbundenen Herausforderungen und Kostenexplosionen im Gesundheitswesen sind nicht mehr zu verleugnen. Telemonitoring bietet neben den ökonomischen Vorzügen auch einen klaren medizinischen Nutzen für alle Beteiligten. Dennoch ist der medizinische Nutzen überwiegend qualitativer Natur und deshalb nur schwer quantifizierbar. Besonders bei (akuten) Herz-Kreislauf-Erkrankungen konnte der medizinische Nutzen schon nachgewiesen werden. Hier ist besonders der Faktor „Zeit" in Notfallsituationen hervorzuheben. Denn häufig versterben die Patienten, noch bevor sie ins Krankenhaus kommen. Grund dafür ist das Ignorieren der Symptome und die Zeit, die dadurch verloren geht. Die Zeit zwischen dem erstmaligen Auftreten der Symptome und dem Rufen des Notdienstes wird als „Patientenentscheidungszeit" bezeichnet. Diese beträgt in Deutschland zwischen 60 und 570 Minuten, weil z.B. Patienten zuerst den Hausarzt aufsuchen, statt einen Notdienst zu alarmieren[140]. Danach schließt sich die sogenannte „prähospitale Versorgungszeit" an, der Zeitraum zwischen der Alarmierung des Notdienstes und dem Eintreffen im Krankenhaus. Anschließend folgt die Phase

---

[138]Vgl:.http://www.gruenefraktionbayern.de/cms/gesundheit/dokbin/339/339944. ehealth_vortrag_braun.pdf, aufgerufen am 12.06.2011
[139]Vgl.:http://www.charite.de/charite/presse/pressemitteilungen/artikel/detail/tele medizin_verlaengert_und_verbessert_das_leben/, aufgerufen am 19.06.2011
[140] Vgl.: Häcker/Reichwein/ Turad (2008), S. 16f

der „intrahospitalen Verzögerung". Hierbei geht die meiste Zeit durch administrative Vorgänge, den mangelnden direkten Zugang zur Intensivstation oder unzureichenden Handlungsrichtlinien verloren. Insgesamt kann der gesamte Vorgang bis zu 710 Minuten dauern. Durch Telemonitoring kann dieser Ablauf stark beschleunigt werden. Denn Patienten, die telemonitorische Programme nutzen, können durch den schnellen Kontakt zum Service Center den Zeitraum bedeutend verkürzen. Im Rahmen einer Studie mit 290 kardio-vaskulären Patienten wurde die Anwendung von Telemonitoring bereits untersucht. Die Teilnehmer gehörten einer Studie mit 3000 Patienten an, die telemedizinische Leistungen nutzten[141]. Nach der Analyse von telemetrisch übermittelten Daten waren bei nur 20 Prozent der Anrufer notfallmedizinische Maßnahmen erforderlich. Zudem konnte, trotz der teilweise kritischen Verfassungen der Patienten, die klinische Situation bis zum Eintreffen des Notarztes stabilisiert werden. 80 Prozent der Betroffenen konnten aufgrund der regelmäßigen Überwachung so gut beurteilt werden, dass sie keiner dringenden medizinischer Maßnahmen bedurften. Ein weiterer Vorteil des Telemonitoring ist die vereinfachte Diagnosestellung z.B. bei Herzrhythmusstörungen. Hier lassen sich Symptome nur schwer durch klassische Diagnostik wie Ruhe oder Langzeit-EKG feststellen, da sie eher unregelmäßig auftauchen und meist nur von kurzer Dauer sind. Mit Hilfe von Telemonitoring lassen sich auch unregelmäßig auftauchende Beschwerden wesentlich besser feststellen. Darüber hinaus kann der Arzt unverzüglich darauf reagieren und eine Diagnose erstellen. Ein dritter Vorteil gegenüber konventioneller Methoden ist das optimierte Therapiemanagement, das z.B. bei Diabetes Mellitus deutlich zu beobachten ist. Auch hier zeigt die Erfahrung, wie wichtig es für einen Diabetiker ist, seine Blutzuckerwerte unter Kontrolle zu haben, um Spätfolgen hinauszuzögern bzw. zu vermeiden. Durch Telemonitoring können Blutzuckerwerte regelmäßig erfasst und Lebensgewohnheiten dokumentiert werden. Dies ermöglicht eine intensivere Betreuung und Unterstützung der Patienten im Management der Erkrankung. Zudem werden das Verständnis der eigenen Krankheit und die Compliance erhöht, was wiederum zu einer langfristigen Verbesserung der Lebensqualität des Patienten beiträgt. Eine längere Lebensdauer des Patienten, eine gesteigerte Zufriedenheit

---

[141] Vgl.: http://www.kurtkomo.org/wordpress/wp-content/uploads/telemedizin_udo_hoffmann.pdf, aufgerufen am 30.06.2011

(aller Beteiligten), die bessere Datenverfügbarkeit für Forschungszwecke oder auch die (wie oben im Beispiel erwähnt) Lebensqualität sind weitere Vorteile, die das Telemonitoring mit sich bringt[142].

---

[142] Vgl.: Häcker/Reichwein/ Turad (2008), S.18

7 Akzeptanz von Telemonitoring

Für die erfolgreiche Einführung von Telemonitoring- Verfahren ist besonders die Akzeptanz in der Zielgruppe der Anwender, Leistungserbringer und Kostenträger von großer Bedeutung. Die Akzeptanz beim Anwender ist erkennbar, wenn er Telemonitoring intensiv nutzt, das Verfahren weiter empfiehlt und sich in die Weiterentwicklung einbringt. Voraussetzung für die Akzeptanz ist der sichtbare Nutzen für den Kunden durch Behandlungsqualität, Betreuungsqualität und Wirtschaftlichkeit. Derzeit wird der Mangel an Akzeptanz bei Patienten und Ärzten, als eine der Ursachen für die unzureichende Verbreitung von telemonitorischen Anwendungen in der Versorgung angeführt.[143] Für die Umsetzung einer erfolgreichen Marketingstrategie ist jedoch die Akzeptanz aller Kundengruppen notwendig, da unter ihnen eine wechselseitige Abhängigkeit besteht. Dennoch sind die potentiellen Kunden differenziert zu betrachten. Im folgenden Kapitel gehen die Autorinnen daher besonders auf die Zielgruppe der chronisch Kranken, der niedergelassenen Ärzte und Krankenhausärzte ein.

7.1 Akzeptanz der privaten Anwender

Bereits vor einigen Jahren haben repräsentative Umfragen und Veröffentlichungen verschiedener Einrichtungen ergeben, dass eine große Anzahl aller Deutschen über 65 Jahre Telemedizin nutzen wollen, um länger in ihrer gewohnten Umgebung leben zu können. Diese Ergebnisse sind von Wichtigkeit, denn die Patienten sind diejenigen, die diese moderne Form der Behandlung annehmen und unterstützen müssen. Darüber hinaus ist die Akzeptanz des Telemonitoring von grundlegender Bedeutung für den Erfolg im Gesundheitsmarkt. Im Jahr 2006 wurde eine Befragung mit 460 Patienten eines Telemonitoring Programmes für Herzinsuffizienz zu diesem Thema geführt. Diese Befragung wurde im Rahmen des vom Bundesministerium für Bildung und Forschung (BMBF) geförderten Projektes „Erfolgreiche Geschäftsmodelle telemedizinischer Dienstleistungen" von der Technischen Universität Berlin durchgeführt und ergab folgende Ergebnisse: Die Patienten standen dem Telemonito-

---

[143] Vgl.: EHealth Compendium/ Telemonitoring 2010 /11,Prof. Dr. Carsten Schultz, Seite 32 f

ring als Zusatzleistung grundsätzlich positiv gegenüber. Zudem gab ein erheblicher Prozentsatz der Patienten an, dass sie sich besser betreut fühlen. Des Weiteren war die erhöhte persönliche Sicherheit und die Bewältigung der Angst einhergehend mit der Erkrankung ein weiterer positiver Aspekt. Aber auch die schnellere Hilfe im Falle einer Notfallsituation wurde als klarer Nutzen angesehen[144].

Die positive Nutzeneinschätzung lässt auch auf eine hohe Nutzenakzeptanz des Patienten schließen. Jedoch darf man bei diesem Beispiel nicht vergessen, dass die Befragten, Teilnehmer eines Telemonitoring waren, d.h. die Anwender konnten den Nutzen persönlich erleben. Das heißt, es muss vor allem an der Akzeptanz der potenziellen Nutzer vermehrt gearbeitet werden. Einen zentralen Einfluss auf die Akzeptanz des Nutzers haben vor allem die Eigenschaften, die ein Telemonitoring-Dienstleister mitbringt. Hierbei stehen besonders der Nachweis und die Kommunikation des Nutzens im Vordergrund, sowie das einfache Integrieren in bereits vorhandene Gesundheitsstrukturen. Von Vorteil sind auch Qualitätsaudits oder Zertifizierungen für Telemonitoring Anbieter. Denn Sie bieten dem potenziellen Anwender eine Hilfestellung, da die Prozessqualität im Voraus für den Nutzer schwer beurteilbar ist. Ein anderer bedeutender Einfluss auf die Akzeptanz sind die Eigenschaften des Anwenders. Hierbei wird zwischen demographisch- epidemiologische (Alter, Geschlecht, Schweregrad der Erkrankung), sozioökonomischen (Bildungsniveau, Einkommen und sozialer Status) und psychographischen Anwendermerkmale (Einstelllungen, Werte, Vorlieben, Verhaltensweisen) unterschieden. Wobei die psychografischen Merkmale bei der Akzeptanz und Nutzung des Telemonitoring die wichtigste Rolle einnehmen.

„Der Fokus der bisherigen Akzeptanzdiskussion liegt auf der Wahrnehmung des medizinisch- und gesundheitsökonomischen Nutzens und deren Einfluss auf das Akzeptanzurteil. Dieser essentielle Aspekt, sollte jedoch um weitere Perspektiven wie Kompatibilität, die Wahrnehmung der Eigenschaften des Dienstleistungsanbieters und auch der Anwender

---

[144] Vgl.:
http://www.diwish.de/index.php?id=38&no_cache=1&tx_ttnews%5Bpointer%5D
=16&tx_ttnews%5Btt_news%5D=348&tx_ttnews%5BbackPid%5D=16&cHash=
2deb21e8bc aufgerufen am 30.06.2011

(Patienten und Ärzte) und ihrem sozialen Umfelds erweitert werden."
(Prof. Dr. C. Schultz, 2010/11)[145].

Die Akzeptanz des privaten Anwenders wird mit steigender Popularität der Telemedizin noch mehr wachsen.

7.2 Akzeptanz der Leistungserbringer

Für eine erfolgreiche Etablierung von Telemonitoring im Gesundheitsmarkt ist die Akzeptanz von Leistungserbringern und Kostenträgern unabdingbar. Die positive Wahrnehmung der Kostenträger von Telemonitoring, hat Einfluss auf deren Kostenübernahmeentscheidungen. Ebenso sind Ärzte eher bereit, telemedizinische Anwendungen als ergänzende Behandlungsmethodik zu akzeptieren, wenn für sie ein relativer Vorteil erkennbar ist und dadurch Behandlungsprozesse verbessert werden können.[146]

Laut einer Umfrage des Instituts für Demoskopie Allensbach aus dem Jahr 2010 gewinnt die Telemedizin und Telematik bei den Ärzten zunehmend an Bedeutung. Befragt wurden sowohl niedergelassene Ärzte, als auch Krankenhausärzte.[147] 64 Prozent der Ärzteschaft waren sich einig, dass telemedizinische Anwendungen und Verfahren im deutschen Gesundheitswesen in den nächsten Jahren an Bedeutung zunehmen werden.

Bei der Einschätzung der künftigen Anwendung von Telemedizin im eigenen Arbeitsbereich gibt es zwischen niedergelassenen Ärzten und Krankenhausärzten deutliche Unterschiede. So glauben bereits 80 Prozent der Krankenhausärzte an eine Zunahme der Bedeutung von Telemedizin in ihrem Arbeitsbereich, während nur 48 Prozent der niedergelassenen Ärzte dieser Meinung sind. 36 Prozent der Praxisärzte vertreten sogar die Meinung, dass sie gar nicht zunehmen wird. Wie in Abb. 15 dargestellt, wird der Nutzen durch den

---

[145] Vgl.: EHealth Compendium, Telemonitoring 2010/11, S. 32ff
[146] Vgl.: EHealth Compendium/ Telemonitoring 2010 /11,Prof. Dr. Carsten Schultz, Seite 32 f
[147] Vgl.:
http://www.bundesaerztekammer.de/downloads/eHealth_Bericht_kurz_final.pdf, aufgerufen am 22.06.2011

Einsatz von Telemonitoring von 54 Prozent der Ärzte als groß bis sehr groß eingeschätzt.

Bei der Frage, ob der Einsatz der Telemedizin im Gesundheitswesen eher Vorteile oder Nachteile mit sich bringt, gibt es wiederum zwischen den ambulant und stationär tätigen Ärzten deutliche Unterschiede.

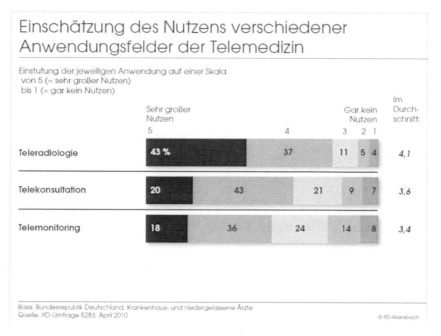

Abb. 15: Einschätzung des Nutzens verschiedener Anwendungsfelder der Telemedizin (Quelle: Ärztliche Rahmenbedingungen für Telemedizin, Dr. J. Schenkel, e-Health Report 2010, pdf)

Laut Abbildung 16 überwiegen bei 48 Prozent der Krankenhausärzte die Vorteile der Telemedizin, während nur 20 Prozent der niedergelassenen Ärzte von ihrem Nutzen überzeugt sind.

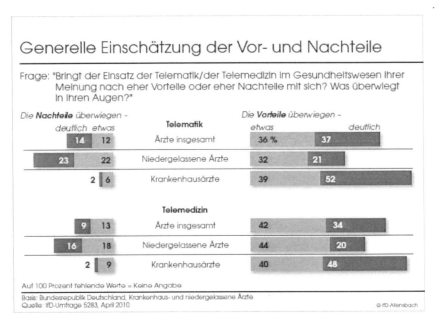

Abb. 16: Generelle Einschätzung der Vor- und Nachteile der Telemedizin

(Quelle:

http://www.bundesaerztekammer.de/downloads/eHealth_Bericht_kurz_final.pdf,

aufgerufen am 25.06.2011)

Diese Ergebnisse zeigen, dass zwar die Mehrheit der Ärzteschaft grundsätzlich positiv der Telemedizin gegenüber steht, aber dennoch ein erheblicher Teil der Ärzte den konkreten Nutzen im Hinblick auf eine generelle Verbesserung der Behandlungsmöglichkeit und Versorgung der Patienten nur eingeschränkt sehen. Hohe Kostenbelastungen, ein nicht ausreichend gewährleistender Schutz der Patientendaten, sowie die Beeinträchtigung der Arzt- Patienten Beziehung zählen zu den Befürchtungen der niedergelassenen Ärzte.[148]

Um Ärzte vom Gebrauch der Telemedizin zu überzeugen muss für sie der Wert ihres Kernbehandlungsprozesses erkennbar sein. Dieser praktische Wert muss

---

[148] Vgl.:
http://www.bundesaerztekammer.de/downloads/eHealth_Bericht_kurz_final.pdf,
aufgerufen am 22.06.2011

entsprechend kommuniziert und demonstriert werden, damit die Akzeptanz von Telemedizin, insbesondere von Telemonitoring gefördert werden kann.[149] Die Informiertheit ist ein weiteres wichtiges Kriterium, um telemonitorische Verfahren in der Ärzteschaft zu etablieren. Außerdem ist das soziale Umfeld des potentiellen Nutzers von großer Bedeutung. Die Kollegen, mit dem der Arzt regelmäßig interagiert, besitzen einen großen Einfluss und nehmen gegebenenfalls die Rolle gewisser Meinungsführer ein. Sie helfen bestehende Unsicherheiten bei der Entscheidung zu reduzieren. Telemedizin wird mehr akzeptiert, wenn im Kollegenkreis eine überwiegend positive Grundeinstellung vorherrscht.[150] Telemedizinische Angebote werden von einigen Leistungserbringern aus vielfältigen Gründen als skeptisch angesehen. So sehen viele Ärzte das persönliche Vertrauensverhältnis zwischen Arzt und Patient als geschwächt, wenn beispielsweise ein medizinisches Call Center die Betreuung der Patienten übernimmt. Durch den engmaschigen Kontakt zum Patienten hat diese dritte Instanz gegenüber dem Arzt einen Informationsvorsprung, den Ärzte für sich als nachteilig erachten. Außerdem befürchten sie laut der Stiftung für chronisch Herzkranke eine Einmischung in ihren Therapieplan. Im klassischen Arzt- Patienten- Verhältnis steht die enge, oft auch psychosoziale Betreuung chronisch Kranker im Vordergrund. Bei der Betreuungsübernahme durch einen Telemedizinanbieter könnte die Kerndienstleistung des Arztes beeinträchtigt werden.[151] Im Gegenzug dazu wird die Telemedizin in medizinischen Fachkreisen oftmals als eine Gefahr der Überinformiertheit oder Überbetreuung des Patienten gesehen. Dies könne nach Meinung einiger Ärzte zu einer Traumatisierung des Patienten und zu einer Fixierung auf seine Krankheit im Sinne gesteigerter Symptomwahrnehmung führen.[152] Ein weiterer Grund der eher ablehnenden Haltung gegenüber telemedizinischer Dienstleistungen bei den Ärzten, ist dem anfangs erhöhten administrativen Mehraufwand geschuldet. Die Einschreibung, Datenbankpflege und Auswertung der Daten nimmt viel Zeit des Arztes in Anspruch, die derzeit noch nicht vergütet wird. Durch die Vielzahl an unterschiedlichen Angeboten bei gleicher Indikation erhöht sich dieser Mehr-

---

[149] Vgl.: http://www.im-hc.de/pdf/telemedizin.pdf, aufgerufen am 22.06.2011
[150] Vgl.: EHealth Compendium/ Telemonitoring 2010 /11, Prof. Dr. Carsten Schultz, Seite 32 ff
[151] Vgl.: Häcker/ Reichwein/ Turad, (2009) S. 89
[152] Vgl.: Häcker/ Reichwein/ Turad (2009) S. 88

aufwand noch um ein Mehrfaches. Daher ist es das Ziel einiger Anbieter, technische Lösungen zur Entlastung des Arztes entwickeln und Sonderverträge mit Zusatzvergütung für den Arzt anzubieten.[153] Eine bessere Einbindung von telemedizinischen Anwendungen in den Praxisalltag der Ärzte ist eine weitere Voraussetzung der Akzeptanz der Telemedizin bei den Leistungserbringern. Außerdem muss durch eine klar definierte leistungsabhängige Abrechnungsziffer die Vergütung der telemedizinischen ärztlichen Leistung geregelt werden.[154] Monetäre Anreize sollten geschaffen werden, damit vor allem die Ärzte in der ambulanten Versorgung vermehrt telemedizinische Dienste anwenden. Ärzte müssen über die positiven Telemedizin-Eigenschaften wie Transparenz, Kompatibilität und Individualisierung, sowie das Anbieter- Potenzial ausreichend informiert werden. Mit zunehmender Verbreitung steigt auch die Akzeptanz bei den Leistungserbringern.

---

[153] Vgl.: Häcker/ Reichwein/ Turad, (2009) S. 89
[154] Vgl.:
http://www.sowi.rub.de/mam/content/heinze/heinze/masterarbeit_maja_hirth.pd
f, aufgerufen am 22.06.2011

8 Vermarktung: Vorstellung kommunikationspolitischer Instrumente

Vermarktung bedeutet Marketing und hat einen unternehmensexternen und unternehmensinternen Aspekt. Nach der Definition von Homburg/Krohmer ist die unternehmensexterne Definition, wie folgt:[155]

"Marketing umfasst die Konzeption und Durchführung marktbezogener Aktivitäten eines Anbieters gegenüber Nachfragern oder potenziellen Nachfragern seiner Produkte. Diese marktbezogenen Aktivitäten beinhalten die systematische Informationsgewinnung über Marktgegebenheiten sowie die Gestaltung des Produktangebotes, die Preissetzung, die Kommunikation und den Vertrieb."

Unternehmensintern bezogen lautet die Definition folgendermaßen:

"Marketing bedeutet die Schaffung der Voraussetzungen im Unternehmen für die effektive und effiziente Durchführung dieser marktbezogenen Aktivitäten. Dies schließt insbesondere die Führung des gesamten Unternehmens nach der Leitidee der Marktorientierung ein."

Beide Definitionen zielen auf eine im Sinne der Unternehmensziele optimale Gestaltung von Kundenbeziehungen ab.[156] Als Teil des unternehmerischen Gesamtprozesses sollte Marketing eine Querfunktion im Unternehmen sein und verlangt eine konsequente Kundenorientierung. Um eine Marketingstrategie durchführen zu können, bedarf es systematischer Marketinginstrumente, die in ihrer Gesamtheit als Marketingmix bezeichnet werden. Ein wichtiger Bereich des Marketingmix stellt die Kommunikationspolitik dar. Deren Aufgabe ist es, planmäßig Informationen zu gestalten und zu übermitteln, die die Adressaten der Kommunikation im Bereich Wissen, Einstellungen, Erwartungen und Verhaltensweisen im Sinne der Unternehmensziele beeinflussen sollen (Definition lt. Homburg/ Krohmer).

Um einen höheren Bekanntheitsgrad von telemedizinischen Anwendungen und eine Zunahme ihrer Akzeptanz sowohl bei Patienten, als auch beim Leistungserbringer zu erzielen, bietet die Kommunikationspolitik entsprechende Instru-

---

[155] Vgl.: Homburg / Krohmer (2009), S. 10
[156] Vgl.: Homburg / Krohmer (2009), S. 10

mente. Dadurch ist es möglich, die marktgerichteten Informationen bewusst zu gestalten. Neben Sponsoring, persönlicher Verkauf, Event-Marketing und Verkaufsförderung sind zählen auch Werbung, Direktmarketing, Öffentlichkeitsarbeit, sowie Messen und Ausstellungen dazu. Die Voraussetzung erfolgreicher Vermarktung von Medizinprodukten ist, die Bedürfnisse und den Nutzen der Kunden in den Mittelpunkt zu stellen. Der Nutzen muss für den Verbraucher klar ersichtlich sein. Telemedizin ist kein Massenthema, erst bei persönlicher Betroffenheit, wird es für den Verbraucher interessant. Daher ist für die Wahl des optimalen Kommunikationsmixes die genaue Beobachtung des Marktes entscheidend.[157] Auf Basis der Branchenstrukturanalyse in Kapitel 2.1 und der SWOT Analyse in Kapitel 2.2 werden vier Maßnahmen abgeleitet, um Patienten und Ärzte gezielter von Telemonitoring zu überzeugen. Für das Marketing von telemedizinischen Anwendungen kommen hier die Werbung, die Messe und Ausstellungen, der persönliche Verkauf und die Öffentlichkeitsarbeit in Betracht. Im Folgenden werden die Autorinnen ausführlicher auf diese vier kommunikationspolitischen Instrumente bezogen auf den Markt für Telemonitoring eingehen.

8.1 Werbung, Messen und Ausstellungen

Werbung umfasst die Planung, Durchführung und Kontrolle sämtlicher Aktivitäten, die mit dem Transport und der Verbreitung von Informationen im Rahmen der Massenkommunikation beschäftigt sind. Sie ist am meisten sichtbar und hat zugleich das höchste Budget.[158] Für die Vermarktung telemonitorischer Produkte bietet sich als Werbeträger das Internet, Fernsehen, Print und Hörfunk an. In diesen Bereichen ist die zielgruppenspezifische Reichweite am höchsten. Das Internet bietet hier als kostengünstiges Werbemedium vielfältige Möglichkeiten interaktiver Werbung. Durch die hohe Selektivität können potenzielle Kunden angesprochen werden. So kann beispielsweise auf speziellen Internetseiten über Gesundheit oder Krankheit, auf der sich Patienten informieren möchten, auf Telemonitoring hingewiesen werden. Auch durch die zahlreichen Applikationen für Smartphones (Apps), die derzeit verstärkt auf dem

---

[157] Vgl.: Vorlesung Quaiser, (2010), Marketing 8, Folie 25
[158] Vgl.: Vorlesung Quaiser, (2010), Marketing 8, Folie 62

Markt sind, können die Möglichkeiten des Telemonitoring veranschaulicht werden. Viele Krankenkassen nutzen bereits diese Form der Kommunikation, um ihre Kunden auf die Option eines eigenständigen Therapiemanagements hinzuweisen. Die Werbung im Fernsehen spricht durch Hören, Sehen und Bewegung die Sinne an, und kann bei geeigneter Platzierung, wie beispielsweise vor oder nach Gesundheitssendungen eine hohe Reichweite in der gewünschten Zielgruppe erzielen. Allerdings ist hier der Streuverlust sehr hoch. Zudem ist diese Werbeform mit hohen Kosten verbunden.[159] Sinnvoll wäre hier, im Rahmen einer Imagewerbung, etwa die einer Krankenkasse, über die neuen innovativen Mittel der telemedizinischen Anwendungen aufmerksam zu machen. Im Bereich der Printmedien sind Zeitschriften mit speziellem Bezug zum Thema Gesundheit der ideale Werbeträger für Telemonitoring. Diese Instrumente der Kommunikation sprechen jedoch überwiegend die Zielgruppe der Anwender an. Für die Marktteilnehmer Leistungserbringer und Kostenträger sind andere Maßnahmen anzuwenden, wie beispielsweise Messen und Ausstellungen. Messen zählen zu den Instrumenten der persönlichen Kommunikation und sind eine zeitlich und örtlich festgelegte Veranstaltung, bei der sich mehrere Anbieter den Zielgruppen präsentieren.[160] Hauptsächlich medizinisches Fachpublikum, aber auch die Entscheider in den Krankenkassen, können auf Messen für Informationstechnologie oder Gesundheit und Medizin ausführlich über neue Produkteinführungen und Trendentwicklungen hinsichtlich Telemedizin informiert werden. Durch die direkte Vermittlung von Wissen über die Produkte und die Demonstration der verschiedenen Anwendungsmöglichkeiten vor Ort wird ein höherer Bekanntheitsgrad des Produktes erreicht.[161] Gerade den Ärzten als Leistungserbringer, aber auch den Krankenkassen als Kostenträger sollten in der Vermarktung von Telemedizin besondere Beachtung geschenkt werden. Sie müssen als Meinungsführer überzeugt werden. Als besonders kompetent mit produktspezifischer Expertise und einer hohen Vertrauensstellung können sie den potenziellen Anwender telemedizinischer Leistungen vom Nutzen und von der Notwendigkeit des Telemonitoring überzeugen.[162]

---

[159] Vgl.: Vorlesung Quaiser, (2010), Marketing 8, Folie 70
[160] Vgl.: Homburg / Krohmer (2009), S. 797
[161] Vgl.: Homburg / Krohmer (2009), S. 800
[162] Vgl.: Vorlesung Quaiser, (2010), Marketing 8, Folie 10

8.2 Persönlicher Verkauf

Der persönliche Verkauf ist in vielen Branchen wesentlich für den Markterfolg. Besonders für die Vermarktung von erklärungsbedürftigen Produkten, wie sie die Telemonitoring-Branche bereithält, ist dieses Instrument der Kommunikationspolitik von großer Bedeutung. Ziel des persönlichen Verkaufs ist hauptsächlich, einen Vertragsabschluss zu realisieren. Wobei das Schaffen von Kontakten zu potenziellen Käufern oder das Informieren über die Vorteile eines Angebotes im Rahmen einer persönlichen Beratung zu vorgelagerten Zielen gehören können. Dies soll zu einer positiven Beurteilung des Angebotes und Steigerung des Kaufinteresseses führen. Beim persönlichen Verkauf ist die Verkaufssituation dadurch gekennzeichnet, dass eine direkte verbale Interaktion zwischen dem Verkäufer und dem Kunden stattfindet ohne mediale Einwirkung. Darüber hinaus kann sich der Verkäufer durch den persönlichen Kontakt auf den Kunden und dessen spezielle Situation gut einstellen, sowie verbale und nonverbale Reaktionen des Kunden feststellen und interpretieren. Es gibt insgesamt sieben Schritte, die zu einem erfolgreichen Verkaufsgespräch führen. Wobei im ersten Schritt der potenzielle Käufer erst einmal identifiziert werden muss. Im Telemonitoring- Markt könnten das z.B. Arztpraxen, MVZs, Krankenhäuser, Krankenkassen oder private Nutzer sein. Im zweiten Schritt wird dann der Erstkontakt vorbereitet. Anschließend erfolgt die Kontaktaufnahme und in Schritt vier die Präsentation und Vorführung des Produktes. Als Schritt fünf bezeichnet man den Umgang mit Einwänden, bevor es dann in Schritt sechs zum Kaufabschluss kommt. Als siebenter Schritt wird die Nachkaufbetreuung bezeichnet[163]. Dazu zählt z.b. der Service, sowie Schulung und Unterstützung im Umgang mit den Telemonitoring-Produkten.

Die Anwendung der richtigen Verkaufstechniken ist vor allem im Telemonitoring-Markt von großer Bedeutung. Man unterscheidet hier zwischen Präsentationstechniken, rhetorische Methoden und Closing Techniken. Das sogenannte „Benefit Selling" spielt eine zentrale Rolle und ist Teil der Präsentationstechiken. Besonders im Telemonitoring-Markt, lässt sich diese Technik hervorragend (verglichen mit Characteristic Selling) einsetzen. Beim „Benefit Selling"

---

[163] Vgl.: Unveröffentlichtes Lehrmanuskript für Marketing 8, B. Quaiser, (2010/11), S 53f

werden besonders die Eigenschaften des Produktes und der daraus resultierende Nutzen für den Kunden in Relation gebracht. Das heißt: Dem Kunden
werden zunächst die Produkteigenschaften (Features) präsentiert und erklärt,
so dass anschließend Leistungsvorteile (Advantages) des Produktes aus den
Eigenschaften abgeleitet werden können. Auf deren Grundlage kann dann der
resultierende Kundennutzen (Benefit) veranschaulicht werden. Tabelle 4 verdeutlicht anhand von Formulierungsbeispielen die Unterschiede zwischen Characteristic Selling und Benefit Selling. Eine zweite wichtige Kategorie neben
Präsentationstechniken sind rhetorische Methoden. Hier ist vor allem der gezielte Einsatz von Fragen zu nennen. Dabei erlaubt die Verwendung von offenen Fragen, dass der Kunde frei antworten kann und so möglicherweise bisher
übersehene Aspekte entdeckt werden können.

Characteristic Selling	Benefit Selling
„Die Technischen Geräte sind ergonomisch geformt und leicht im Handling."	„Die Geräte liegen gut in der Hand und lassen sich deshalb leicht zu bedienen, die großen Tasten sorgen auch für eine einfache Handhabung".
„Zum Telemonitoring- Programm gehört auch ein Telemedizinisches Zentrum."	„Durch das angeschlossene Service Center, werden die gemessenen Werte umgehend, gesehen und ausgewertet. So können sie sicher sein, dass Ihnen in Notfallsituationen schneller geholfen werden kann"
„Die Blutzuckerwerte sind von der Praxis aus einsehbar."	„Sie können die Blutzuckerwerte täglich in einer elektronischen Akte einsehen und so den Patienten mit Diabetes ohne großen Zeitaufwand optimal einstellen."

Tabelle 4: Unterschied zwischen Characteristic Selling und Benefit Selling, in
Anlehnung (Quelle: Homburg/ Kromer,2009), S. 865

Neben Fragetechniken sind Techniken zur Behandlung von Einwänden ein weiterer wichtiger Punkt. Closing Techniken (auch Abschlusstechniken genannt)
spielen hauptsächlich in Verhandlungsgesprächen eine große Rolle. Sie zielen

darauf ab, einen Kaufabschluss, der in greifbarer Nähe ist, auch tatsächlich abzuschließen. Ferner ist auch die Verhaltensweise des Verkäufers maßgebend für den Erfolg im persönlichen Verkauf. Insbesondere sind hier drei erfolgsführende Merkmale zu nennen: die Fähigkeit zum „Adaptive Selling", die Kundenorientierung des Verkäuferverhaltens, sowie die proaktive Ansprache des Kunden. Fachkompetenz, interaktionsbezogene Fähigkeiten und Persönlichkeitsmerkmale des Verkäufers sind darüber hinaus in hohem Maße besonders im Markt für Telemonitoring am Verkaufserfolg beteiligt. Man sagt: je mehr sich die Persönlichkeitsmerkmale beider Parteien ähneln, umso wahrscheinlicher ist ein Verkaufsabschluss[164]. Wie bei der Akzeptanz bezieht sich hier die Ähnlichkeit der Merkmale auf physische Eigenschaften (Alter, Geschlecht, Größe), aber auch auf sozioökonomische (Bildungsniveau, Einkommen und sozialer Status) und psychographische Merkmale (Einstelllungen, Werte, Vorlieben, Verhaltensweisen). Um ein Verkaufsgespräch zielorientiert führen zu können, müssen sich Verkäufer speziellen Schulungen unterziehen, um sich das nötige Fachwissen anzueignen[165]. Denn ein Verkäufer sollte in der Lage sein, schnell die Einstellungen und Überzeugungen der Kunden einschätzen zu können, Gemeinsamkeiten zu betonen sowie Unterschiede zu überspielen.

8.3 Public Relations (Öffentlichkeitsarbeit)

Public Relations ist das Kommunikationspolitische Instrument, welches Werbung für das Unternehmen als Ganzes macht. Das Aufgabenfeld umfasst die Planung, Durchführung und Kontrolle sämtlicher Aktivitäten. Darüber hinaus soll PR die verschieden Zielgruppen mit Informationen über das Unternehmen versorgen[166]. Die Zielgruppen weisen jeweils einen unterschiedlichen Informationsbedarf auf und werden in gesellschaftliche Gruppen (z.B. gesamte Bevölkerung, Medien und ihre Vertreter, Behörden, Politiker, politische Organisationen, Fachwelt) und Anspruchsgruppen (z.B. Aktionäre, Lieferanten, Mitarbeiter, Verbraucherorganisation, Umweltorganisationen) unterteilt. Wobei die An-

---

[164] Vgl.: Homburg/ Kromer (2009), S. 860 ff
[165] Vgl.: Unveröffentlichtes Lehrmanuskript für Marketing 8, B. Quaiser, (2010/11)
[166] Vgl.: Homburg/ Kromer (2009), S. 794ff

spruchsgruppen das öffentliche Meinungsbild oft stark beeinflussen können. Zu den Zielen der Public Relations gehören u.a. die Gewinnung öffentlichen Vertrauens, die Gestaltung und Pflege der Beziehungen zur Öffentlichkeit, den Aufbau und Erhalt eines positiven Firmen- und Produktimages, die Information und Motivation der Mitarbeiter oder eine positive Medienberichtserstattung. Sie lassen sich in kognitive (Vermittlung bestimmter Kenntnisse), affektive (Erzeugung positiver Einstellungen) und konative (entscheidungsbezogene Absichten) Ziele aufteilen (vgl. Homburg/Kromer, 2009).

Abbildung 17 zeigt beispielhafte Ziele der verschiedenen Kategorien. Public Relation arbeitet mit Instrumenten, die von zentraler Bedeutung sind, wie z.B. Presseberichte und Presseveröffentlichungen, Interviews und Websites, welche im Rahmen der Medienarbeit wichtig sind. Das Instrument der Veranstaltungen, zu dem Presskonferenzen, Vorträge, Seminare, Kongresse, Jahreshauptversammlungen, sowie der Tag der offenen Tür zählen, ist ein weiteres zentrales Instrument. Zum Beziehungsmanagement gehören die Aufnahme und Pflege von Beziehungen zu Meinungsführern und Multiplikatoren zur Verbreitung von PR- Botschaften mit Medienpräsenz, aber auch Branchentreffen, Lobbying, Journalismus und Spenden. Das vierte zentrale Instrument ist das Krisenmanagement, durch welches die Bildung eines negativen Images verhindert werden soll. Eine offene Kommunikation im Krisenfall soll die Glaubwürdigkeit des Unternehmens erhalten.

Kognitive Ziele	Affektive Ziele	Konative Ziele
•z.B. Erhöhung der Bekanntheit neuer Telemonitoring- Produkte oder Dienstleistungen •z.B. Erhöhung des Informationsstandes über das soziale Engagement des Unternehmens •z.B. Informationen über die Einstellung des Unternehmens zu gesellschaftlichen Fragestellungen	•z.B. Verbesserung des Unternehmensimages bei möglichen Zielgruppen •z.B. Erreichung von Glaubwürdigkeit •z.B. Erhöhung des Vertrauens zum Telemonitoring •z.B. Erhöhung der Identifikation der Mitarbeiter	•z.B. Positives Kommunikationsverhalten von Fachjournalisten in öffentlichen Diskussionen zum Unternehmen •z.B. Erhöhung der Anzahl der Anfragen zum sozialen und ökologischen Engagements des Unternehmens

Abb. 17: Beispielhafte Ziele der Public Relations in verschiedenen Kategorien, in Anlehnung (Quelle: Homburg/Kromer, 2009), S. 795

Public Relations sollten niemals isoliert eingesetzt werden, sondern immer in andere kommunikationspolitischen Instrumenten inhaltlich integriert werden.

Je mehr Kommunikationsinstrumente man einsetzt, desto besser bzw. wirksamer ist die Werbung. Die Integration kann Synergieeffekte ermöglichen. In der Telemedizin-Branche bzw. im Telemonitoring-Markt kümmert sich besonders die bundesweite Vereinigung „Deutsche Gesellschaft für Telemedizin" (DGTelemed) um die Öffentlichkeitsarbeit in diesem Bereich. Es gibt eine Reihe von Möglichkeiten, um die Popularität von Telemonitoring zu steigern. So könnte z.B. im Rahmen von Imagewerbung ein TV Spot, ähnlich wie es die Pharmabranche schon vorgemacht hat, produziert werden. Darüber hinaus können PR-Aktionen an öffentlichen Plätzen wie Bahnhöfe, Flughäfen oder Einkaufzentren den Bekanntheitsgrad der Telemedizin besonders beim potenziellen privaten Nutzer steigern.

8.4 Maßnahmen um den Nutzer von morgen schon heute effektiv vorzubereiten

Auf Basis der Telemedizin Definition nach Ch. Dierks et al. „ Rechtsfragen der Telemedizin" (siehe Kapitel 1) ist Telemedizin der „Gebrauch von Informations- und Telekommunikationstechnologien".

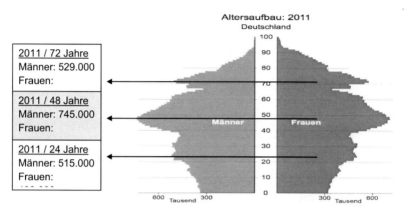

2011 / 72 Jahre
Männer: 529.000
Frauen:

2011 / 48 Jahre
Männer: 745.000
Frauen:

2011 / 24 Jahre
Männer: 515.000
Frauen:

Abb. 18: Nutzung und Umgangsverhalten in den verschiedenen Altersgruppen, in Anlehnung (Quelle: statistisches Bundesamt 2009)

Der Umgang mit bestehenden Kommunikationstechnologien innerhalb der demografischen Altersgruppen in Deutschland ist jedoch unterschiedlich. Fast genauso viele 70 jährige, wie 24 jährige gibt es heute in Deutschland (Abb.18) dennoch ist das Nutzung- und Umgangsverhalten digitaler Kommunikationstechnologien innerhalb dieser Gruppen völlig verschieden.

In der folgenden Abbildung 19 wird beispielsweise verdeutlicht, dass die Internetnutzung in den jeweiligen Altersgruppen abweicht. Demnach sind die 14-39 jährigen mit fast 100 Prozent nahezu vollständig im Internet präsent, während bei den über 60 jährigen nur 36,2 Prozent das Internet nutzen.[167] Die größte Altersgruppe bilden derzeit die 50-Jährigen in Deutschland. Maßnahmen um den Nutzer von morgen schon heute effektiv auf Telemedizin und Telemonitoring vorzubereiten, müssen daher vor allem für die Gruppe 50 plus entwickelt

---

[167] Vgl.: http://ovk2.bvdw.org/online-werbung/daten-fakten/internetnutzer-nach-alter.html, aufgerufen am 29.06.2011

werden.

Die Bereitschaft für technische Veränderungen und Innovationen ist in dieser Gruppe vorhanden, dennoch muss sie behutsam damit vertraut gemacht werden. Die Technik sollte einfach zu bedienen und ihr Nutzen erkennbar sein. Die Gruppe der 50-Jährigen hat eine der tiefgreifendsten technischen Entwicklungen in der Kommunikationsbranche miterlebt. Die Schwelle von der analogen in die digitale Welt hat sie bereits überschritten und kann die Vor- und Nachteile direkt vergleichen. Sie waren „live" dabei als Textdokumente plötzlich „gefaxt" werden konnten und der Computer den Einzug in die Arbeits- und Privatwelt hielt.

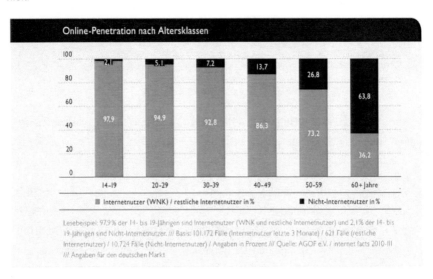

Abb.19: Quelle: Internetnutzung nach Altersklassen, http://ovk2.bvdw.org/online-werbung/daten-fakten/internetnutzer-nach-alter.html, aufgerufen am 29.06.2011

Sie verbringen täglich immer mehr Stunden im Internet und haben erlebt wie der Telefonapparat zum Mobiltelefon/Handy schrumpfte.

Telefonieren mit dem Handy ist nur noch eine Funktion unter vielen. Smartphones sind Allzweckgeräte und zum Computer für die Hosentasche geworden.

Einer der Entscheidungsgründe für den Kauf dieser sogenannten Smartphones ist die Möglichkeit sich bestimmte Anwenderprogramme (Apps) runterladen zu können. Einige Krankenkassen haben den Nutzen für sich und ihre Versicherten bereits erkannt und bieten Apps mit unterschiedlichen Inhalten an, wie Abb. 20a-c verdeutlicht.

„Der TK-Fit-Check ist eine Sammlung von Selbsttests, mit denen Sie Ihre persönliche Bestandsaufnahme in Sachen Gesundheit..."

Abb. 20a: TK- Fit- Check App, (Quelle: http://www.3gapps.de/hersteller/ techniker-krankenkasse-tk, entnommen am 23.06.11)

„Gesunde Ernährung mit der neuen Gesund-Genießen-App der AOK stehen Ihnen über 1.000 Rezepte zum Kochen und Backen zur Auswahl. Die AOK-App verbindet gesunde Ernährung und leckeres Essen."

Abb. 20b: AOK App für gesunde Ernährung und gesund genießen, (Quelle: http://www.aok.de/portale/bundesweit/wunschgericht/,   entnommen   am 23.06.11)

„Sie wurden von Ihrem Arzt arbeitsunfähig krankgeschrieben und haben für Ihren Arbeitgeber und Ihre Krankenkasse eine Bescheinigung erhalten? Dann möchten Sie sicherlich wissen, was die Ziffern, die ICD-Kennung, in dem Feld „Diagnose" bedeuten. Unsere kostenlose App hilft Ihnen dabei."

Abb.   20c: DAK   App   zur   Diagnoseerklärung,   (Quelle: http://www.dak.de/content/dakkundenservice/app_icd.html,   entnommen   am 23.06.11)

Dieser Service ermöglicht es den Kostenträgern, Teil der Kommunikationstechnologie ihrer Versicherten zu werden. Durch die Entwicklung von Apps zum Thema Medizin und Gesundheit kann der Verbraucher schon heute auf telemonitorische Anwendungen vorbereitet werden. Verschiedene Anbieter versuchen bereits auf diesem Weg Patienten mit chronischen Erkrankungen von der Möglichkeit der eigenständigen Verwaltung ihrer Vitalparameter zu überzeugen. Dem Kunden bieten diese Programme eine einfache Möglichkeit, Daten zu sammeln und diese bei Bedarf mit einem Ansprechpartner ihrer Wahl auszutauschen (siehe Abb.21).

„Diabetophone vereinfacht Diabetikern die Verwaltung ihrer Blutzuckerwerte im täglichen Leben und ermöglicht dadurch eine bessere Diabetesbehandlung. Wichtige Informationen sind somit immer sofort verfügbar."

Abb. 21: Axonlab App für Diabetiker (Quelle: http://www.axonlabdiabetes.ch/index.php?option=com_content&view=article&id =11&Itemid=13&lang=DE, entnommen am 24.06.11)

Für junge Menschen unter 30 Jahre gehört die digitale Kommunikation bereits heute zum Alltag. Sie werden in den nächsten drei Jahrzehnten technische Entwicklungen innerhalb der Telemedizin nicht in Frage stellen – sondern geradezu erwarten. In den Altersgruppen zwischen 30 und 60 Jahren finden wir unterschiedliche Akzeptanzen zu den technischen Kommunikationsmitteln. Dies sind zum einen Menschen, die technisch versiert sind und in allen digitalen Kommunikationsformen z.B. durch die Arbeit auf dem neuesten Stand sind. Sie kennen Video- Konferenzen aus der beruflichen Welt und nutzen diese auch privat. Sie haben bereits akzeptiert, dass moderne Technik nicht bis in die letzte Tiefe verstanden werden muss. Hier wird es keinerlei Schwellenangst für technische Neuerungen in medizinischen Fragen/Nutzungsangeboten geben. Zum anderen sind es Menschen, die der sich so rasant veränderten Technik skeptisch gegenüberstehen. Sie verweigern jede Form von technischen Neuerungen und werden auch in Zukunft an traditionellen Wertemustern festhalten. Für telemedizinische Innovationen sind sie nur schwer bis gar nicht zugänglich. Diesen Menschen benötigt besondere Aufmerksamkeit. Mit frühzeitiger Aufklärung und weitreichenden Informationen von Krankenkassen und von Leistungserbringern und mit einfach zu bedienenden Geräten wird es möglich sein, auch die wenig Technik Begeisterten an das Thema Telemonitoring heranzuführen.

9 Fazit und Ausblick

Die Telemedizin wird in den kommenden Jahren immer mehr an Bedeutung gewinnen. Dies sieht auch unter anderem das Gesetz zur Verbesserung der Versorgungsstrukturen in der gesetzlichen Krankenversicherung vor (GKV-Versorgungsstrukturgesetz GKV- VSG). Wie in den Kapiteln 6.1 und 6.2 beschrieben, ist Telemedizin die große Chance, den Herausforderungen im Gesundheitssystem besser gerecht zu werden. Der Markt befindet sich zum aktuellen Zeitpunkt noch immer in der Einführungsphase, kurz vor der Schwelle zur Wachstumsphase. Bis jetzt konnten ungefähr erst ein Drittel aller Projekte in den Regelbetrieb übernommen werden. Die Anforderungen an den Nachweis der Wirksamkeit und Effizienz sind in Deutschland sehr hoch. Das ist auch einer der Gründe, warum die meisten telemedizinischen Anwendungen bisher noch nicht in die Regelversorgung aufgenommen wurden. Jedoch können im Rahmen der Integrierten Versorgung bereits einige telemedizinische Anwendungen für chronisch Kranke genutzt werden. Diese Möglichkeit wird wie die Entwicklung zeigt, in Zukunft noch weiter ausgebaut werden. Die zunehmende Vernetzung zwischen den Sektoren wird zu mehr Effizienz im Gesundheitswesen führen. Der Arbeitsentwurf des geänderten Versorgungsgesetzes § 87 SGB V lässt eine Verbesserung der Finanzierungsmöglichkeiten für telemedizinische Anwendungen erwarten. In der Politik wird die Notwendigkeit der Telematikinfrastruktur immer mehr verdeutlicht.

Telemonitoring zählt, wie die in dieser Arbeit vorgestellten Projekte, „Renewing Health" oder „Partnership for the Heart" aufzeigen, zu den telemedizinischen Anwendungen mit dem größten Potenzial, sich im Markt zu etablieren. Besonders der Bereich der chronischen Erkrankungen hat schon einige Programme im Portfolio. Um die Chancen für telemedizinische Anwendungen im Ganzen zu steigern, ist es wichtig, dass die noch fehlenden einheitlichen Standards und Richtlinien formuliert und etabliert werden. Aufgrund der zunehmenden Herausforderungen im Gesundheitswesen und den Veränderungen in der Bevölkerung, wie z.B. der demographische Wandel, die steigende Zahl der chronischen Erkrankungen (auch bei jungen Menschen), die ärztliche Unterversorgung in ländlichen Gebieten und den stetigen Kostensteigerungen im Gesundheitswesen, muss schnell und zeitnah gehandelt werden. Hier kann Telemedizin z.B.

im Rahmen von Telemonitoring-Anwendungen eine ideale Lösung bieten. Somit lässt sich die Frage dieser Arbeit, ob Telemonitoring eine Chance hat, sich im Versorgungsmarkt insbesondere von chronisch Kranken zu etablieren, mit einem klaren „Ja" beantworten. Allein das Einsparpotenzial bei Krankenhausaufenthalten von Patienten mit Herzinsuffizienz ist durch den Einsatz von Telemonitoring (siehe Kapitel 6.1), mit ca. 48 Prozent weniger Krankenhaustagen und 6883 Euro weniger Gesamtbehandlungskosten pro Patient, hoch. Neben vermeidbaren Krankenhauseinweisungen ist auch die Vermeidung von Doppeluntersuchungen ein weiterer Vorteil der Telemedizin. Krankenkassen können durch das Anbieten von Telemonitoring Programme einen Wettbewerbsvorteil erzielen. Denn schon jetzt und auch in Zukunft ist es wichtig, gut auf die bevorstehenden Aufgaben vorbereitet zu sein, um im Wettbewerb zu bestehen. Trotz bereits gestarteter Offensiven, die Popularität und Akzeptanz von Telemonitoring zu steigern, ist das bisher noch nicht in vollem Maße (z.B. bei den ambulant behandelnden Ärzten) gelungen. Das Thema Telemedizin muss noch forcierter in die Gesellschaft (besonders zu den privaten Anwendern und Ärzten) gebracht werden. Vorteile und Nutzen, sowie die allgemeine Aufklärung zum Thema, stehen an oberster Stelle. Für Ärzte müssen monetäre Anreize geschaffen werden, damit sie die ärztliche Behandlung mit telemonitorischen Anwendungen unterstützen können. Hier gilt es zudem die Leistungserbringer über diese innovativen Behandlungsformen umfassend zu informieren. Des Weiteren ist es wichtig Hersteller und Anwender zu qualifizieren, d.h. eine Konvergenz von IT, Medizintechnik und BioPharma zu schaffen, Fort- und Weiterbildungen für Ärzte und nichtärztliche Heilberufe bereitzustellen, sowie den Umgang mit IT und Kommunikationstechnik, speziell im Gesundheitswesen zu trainieren (Information von L. Kunkel, 23.06.11). Darüber hinaus sollten auch Menschen, die nicht unmittelbar betroffen sind, weil sie noch jung oder gesund sind, schon jetzt auf die Möglichkeiten, die der telemedizinische Markt bietet, aufmerksam gemacht werden. Der telemedizinische Markt benötigt eine breitere Bekanntheit, um sich in der Bevölkerung zu etablieren. Telemedizin muss die Akzeptanz aller Akteure gewinnen. Denn auch hier gilt, je früher man die Öffentlichkeit mit dem Thema vertraut macht, desto besser und schneller lässt sich Telemedizin in den deutschen Gesundheitsmarkt einführen. Besonders die große Altersgruppe der über 50 jährigen, die in circa 15 Jahren das Rentenalter erreichen werden, sollte ausreichend über die vielfältigen Möglichkeiten der Telemedizin informiert werden, denn gerade in dieser Gruppe besteht der höchste Aufklärungsbedarf. Ihre Aufmerksamkeit kann hier z.b. die Kranken- kasse als Kostenträger durch umfassende Informationen und diversen Präven- tionsmaßnahmen mit Hilfe von verschiedenen Internetangeboten (Internet- Informationsseiten/ Video- und Audio- Angebote, sowie Apps) erreichen. Dar- über hinaus kann die Aufmerksamkeit auch durch Werbung im TV, an öffentli- chen Plätzen oder in den Printmedien gesteigert werden. Der Umgang mit mo- derner Kommunikationstechnologie (z.b. Computer, Internet) gehört für viele dieser Altersgruppe zwar schon zum Alltag, stößt aber gerade hier auch auf Widerstand. Durch die traditionellen Wertemuster in dieser Altersgruppe wird der Nutzen von Telemedizin oft in Frage gestellt. Um sie aber dennoch vom Vorteil der Telemedizin zu überzeugen und den Umgang zu trainieren, ist für sie Transparenz und Aufklärung zu diesem Thema besonders wichtig. Die Gruppe der unter 30 Jährigen dagegen ist bereits mit der Computertechnik auf- gewachsen und muss nicht mehr an dieses Thema herangeführt werden. Sie haben keine Berührungsängste mit der Technik. Diese Gruppe erwartet gera- dezu, dass dieser technische Fortschritt auch in der Medizin spürbar ist. Um die Gesellschaft besser auf die technischen Machbarkeiten der Telemedizin vorzu- bereiten, sollte Telemonitoring im Rahmen von Marketing, z.B. in Form von PR oder Werbung bekannter gemacht werden. Auf eines sollte dabei immer hin- gewiesen werden: Telemonitoring als Teil der Telemedizin kann und soll die ärztliche Behandlung nicht ersetzen, aber es kann die Therapie wertvoll unter- stützen und als ideale Ergänzung dienen. Telemonitoring kann helfen, die Si- cherheit von chronisch kranken Menschen zu erhöhen, die Compliance und das Therapiemanagement zu verbessern und schließlich das Verständnis für krankheitsbedingte Prozesse zu optimieren. Der Nutzer bekommt somit die Möglichkeit, sich am Management seiner Gesundheit selbst zu beteiligen.

10 Anhang

10.1 Quellenverzeichnis

Primärliteratur:

Dierks, Ch.; Feussner, H.; Wienke, A. [Ed.]: Rechtsfragen der Telemedizin. 2001.

Ferrer-Roca, O. / Sosa-Iudicissa, M.: Handbook of Telemedicine. 1999.

Haas, Peter: Gesundheitstelematik. Grundlagen Anwendungen Potenziale. 2006.

Häcker, J./ Reichwein, B./ Turad, N.: Telemedizin-Markt, Strategien, Unternehmensbewertung. 2008.

Heinze, R.G./ Bockhorst, K./ Körtke, H.: Telemedizin – Ein neuer Weg der Medizin mit mehr Sicherheit für den Patienten, in: Die Gerinnung H. 28/2007, S. 8-9.

Homburg, Ch.; Krohmer, H.; Marketingmanagement. Strategie- Instrumente- Umsetzung- Unternehmensführung. 2009.

Jähn, K.; Nagel, E. (Hrsg.): e-Health. 2004.

Marx, J.: Deutsches Rotes Kreuz. 2006.

Niederlag, W.; Dierks, C.; Rienhoff, O.; Lemke, H.U. (Hrsg.) : Rechtliche Aspekte der Telemedizin. 2006.

Picot, A.; Braun, G.: Telemonitoring in Gesundheits- und Sozialsystemen. Eine eHealth Lösung mit Zukunft. 2010.

Schenkel, J.: e-Health Report 2010, Ärztliche Rahmenbedingungen für Telemedizin. 2010.

Schwanitz, R.: Telemedizin- Notwendigkeit, Herausforderungen und Finanzierung in der Diskussion, Masterarbeit. 2009.

Sienknecht; Kerstin: Telemonitoring bei Herzinsuffizienz. 2010.

Wooton, R./ Craig, J./ Patterson, V.: Introduction to Telemdicine. 2011.

Trill, Robert (Hrsg.): Praxisbuch eHealth, Von der Idee zur Umsetzung. 2009.

Unveröffentlichtes Lehrmanuskript, Krankenpflegeausbildung, Schule für Gesundheitsberufe e.V. Eisenhüttenstadt. 1999.

Unveröffentlichtes Lehrmanuskript, Marketing 8, B. Quaiser, VWA Berlin. 2010.

Unveröffentlichtes Lehrmanuskript, Strategisches Management, Dr. St. Bültel, VWA Berlin. 2010.

Gesetzestexte:

Arbeitsentwurf für ein Gesetz zur Verbesserung der Versorgungsstrukturen in der gesetzlichen Krankenversicherung GKV-Versorgungsstrukturgesetz - GKV-VSG, Bearbeitungsstand: 25.05.2011

§291 a SGB V, Elektronische Gesundheitskarte

Fachpresse:

Ärzte Zeitung, 22.04.2010; Berlin (maw); Klappt Telemedizin in Regelfinanzierung

Bröckerhoff, H.-P.; Schlötelburg, C. (Hrsg.): eHealth Compendium- Telemonitoring 2010/11.

Bundesministerium für Bildung und Forschung, Pressemitteilung 25.05.2009

Butz, J.: Titel: Voraussetzungen für gute Telemedizin in Deutschland. In: Duesberg, F. (Hrsg.): e- Health 2011. 2010.

Duesberg, F. (Hrsg.): e- Health 2011. 2010.

Greiner, H.-J.; Schorr: Systeme in der Telemedizin. Universität Karlsruhe, Institut für Prozessrechentechnik, Automation und Robotik; Seminar SS 2001: Robotik und Medizin.

Medizintechnik in Berlin- Brandenburg, Report 2010-11 (TSB)

Perlitz, U.: Mediziner: Chancen durch neue Einnahmefelder. Deutsche Bank Research. Aktuelle Themen 408. 2008.

Schultz, C.: EHealth Compendium/ Telemonitoring 2010 /11.

Trill, R.: Erfolgsfaktoren von eHealth Projekten, In: Duesberg, F. (Hrsg.): eHealth 2011. 2010.

VDE Thesenpapier Telemonitoring in der Kardiologie. 2009.

WHO: A Health Telematics Policy. Report of the WHO Group Consultation on Health Telematics, 11-16 Dec., Geneva, 1997. WHO 1998, S. 5.

Internet:

http://www.aerzteblatt.de/nachrichten/45475/Telefonkonzerne_erwarten_Milliarden-Umsaetze_durch_Telemedizin.htm, aufgerufen am 28.05.11

http://www.aerzteblatt.de/v4/archiv/artikel.asp?id=73999 gelesen am 02.06.2011

http://www.aerzteblatt.de/v4/archiv/artikel.asp?src=heft&id=81374, aufgerufen am 25.06.2011 http://www.aerzteblatt.de/v4/archiv/artikel.asp?id=80980, aufgerufen am 11.06.2011

http://www.aerztezeitung.de/medizin/krankheiten/asthma/article/650206/telemediz in-bietet-chancen-copd-kranke.html, aufgerufen am 04.06.2011 und am 05.06.2011

http://www.aerztezeitung.de/medizin/krankheiten/asthma/article/650206/telemediz in-bietet-chancen-copd-kranke.html, aufgerufen am 05.06.2011

http://www.aerztezeitung.de/medizin/krankheiten/diabetes/article/657284/zahl-diabetiker-steigt-neue-hoehen.html, aufgerufen am 11.06.2011

http://www.aerztezeitung.de/praxis_wirtschaft/telemedizin/article/644564/kommt-schon-bald-telemedizin-rezept.html?sh=2&h=284914894, gelesen am 27.05.11

http://www.aok.de/portale/bundesweit/wunschgericht/, aufgerufen am 23.06.11

http://www.axonlabdiabetes.ch/index.php?option=com_content&view=article&id= 11&Itemid=13&lang=DE, aufgerufen am 24.06.11

http://www.bmg.bund.de/krankenversicherung/elektronische-gesundheitskarte/stufenweise-einfuehrung.html, gelesen 27.05.2011

http://www.bmg.bund.de/krankenversicherung/zusatzleistungen-wahltarife/integrierte-versorgung.html, gelesen am 27.05.11

http://www.bmg.bund.de/fileadmin/dateien/Downloads/V/Versorgungsgesetz/Eckp unkte_Versorgungsgesetz_110408.pdf, aufgerufen am 28.05.11

http://www.bundesaerztekammer.de/downloads/eHealth_Bericht_kurz_final.pdf, aufgerufen am 22.06.2011 http://www.businesslocationnetwork.com/pdf/20_Juergen_Heese.pdf, gelesen 27.05.11

http://www.charite.de/charite/presse/pressemitteilungen/artikel/detail/telemedizin_ verlaengert_und_verbessert_das_leben/, aufgerufen am 19.06.2011

http://www.dak.de/content/dakkundenservice/app_icd.html, aufgerufen am 23.06.11
http://www.deutsche-bank.de/mittelstand/downloads/Telemedizin_0110.pdf, gelesen am 28.05.11

http://www.dge.de/modules.php?name=News&file=article&sid=1018, aufgerufen am 08.06.2011

http://www.diwish.de/index.php?id=38&no_cache=1&tx_ttnews%5Bpointer%5D= 16&tx_ttnews%5Btt_news%5D=348&tx_ttnews%5BbackPid%5D=16&cHash=2de b21e8bc aufgerufen am 30.06.2011

http://download.sczm.tsystems.de/tsystems.de/de/StaticPage/69/59/50/695950_F orschungsprojekt-vernetztes-Wohnen-im-Alter-ps.pdf, Seite 34, aufgerufen am 19.06.2011

http://www.3gapps.de/hersteller/techniker-krankenkasse-tk, aufgerufen am 23.06.11

http://www.e-healthcom.eu/fileadmin/user_upload/dateien/Downloads/C_A_P_Analyse_1-2011_Telemedizin.pdf, aufgerufen am 27.05.11

http://www.e-health-com.eu/details-news/diabetes/, aufgerufen am 11.06.2011

http://epidemiologie.charite.de/fileadmin/user_upload/microsites/m_cc01/epidemi ologie/Projekte_de/Diabetiva.pdf, aufgerufen am 11.06.2011

http://www.faz.net/artikel/C30770/telemedizin-ein-trend-fruehwarnsysteme-machen-altwerden-sorgenfreier-30075894.html, aufgerufen am 04.07.11

http://www.gematik.de/cms/de/egk_2/egk_3/egk_2.jsp, aufgerufen am 27.05.11
http://geriatrie.charite.de/forschung/smartsenior/, aufgerufen am 28.06.2011

http://www.gruenefraktionbayern.de/cms/gesundheit/dokbin/339/339944.ehealth_vortrag_braun.pdf, aufgerufen am 12.06.2011

www.iat.eu/ehealth, aufgerufen am 28.05./ 17.06.11

http://www.im-hc.de/pdf/Akzeptanz_von_Telemonitoring.pdf,   aufgerufen   am 12.06.2011

http://www.im-hc.de/pdf/telemedizin.pdf, aufgerufen am 22.06.2011

http://www.itg.be/tempupload/uploadfolder/Telemedicine/Introduction%20to%20T elemedicine.pdf, aufgerufen am 26.05.11

http://www.krankenkasseninfo.de/news/55035, aufgerufen am 11.06.2011

http://www.kv-telematik.de/faq/index.php?id=316&print=1&no_cache=1,   aufgeru-fen am 28.05.11

http://www.medi-informatik.de/lex/AAL, aufgerufen am 01.06./ 20.06.2011
http://www.netdoktor.de/Krankheiten/Asthma/ gelesen am 02.06.2011

http://www.ncbi.nlm.nih.gov/pmc/articles/PMC226126/pdf/mlab00098-0087.pdf, aufgerufen am 27.05.11

http://www.onmeda.de/krankheiten/copd-definition-3112-2.html   aufgerufen   am 03.06.2011 http://www.onmeda.de/krankheiten/diabetes_mellitus.html, aufgerufen am 08.06.2011

http://opus.bsz-bw.de/hdms/volltexte/2005/521/pdf/diplomarbeit.pdf, aufgerufen am 22.05.2011

Abb.8:http://ovk2.bvdw.org/online-werbung/daten-fakten/internetnutzer-nach-alter.html, aufgerufen am 29.06.2011

www.partnership-for-the-heart.de

http://www1.smart-senior.de/AufEinenBlick/Zeitplan, aufgerufen am 28.06.2011

http://www1.smart-senior.de/AufEinenBlick/Ziele, aufgerufen am 28.06.2011

http://www1.smart-senior.de/Loesungen/scenarios, aufgerufen am 28.06.2011

http://www.sowi.rub.de/mam/content/heinze/heinze/masterarbeit_maja_hirth.pdf, aufgerufen am 22.06.2011

http://www.vde-kongress.de/WBB/PMM/Telemonitoring+Patientennahe+Prävention/ aufgerufen am 22.05.2011

http://www.vde.com/de/technik/vdemedtech/documents/methodenpapier_innovati onsfinanzierung4.pdf, aufgerufen am 08.06./ 19.06.2011

http://www.vitaphone.de/?id=228, aufgerufen am 03.06.2011

http://www.vitaphone.de/unternehmen/historie.html aufgerufen am 27.05.11

http://www.vitaphone.de/unternehmen/forschung-entwicklung.html, aufgerufen am 03.06.2011 http://www.vde.com/de/Verband/Pressecenter/Pressemeldungen/Fach-und-Wirtschaftspresse/Seiten/2008-19.aspx, aufgerufen am 11.06.2011

http://www.vde-verlag.de/proceedings-en/453138039.html, aufgerufen am 12.06.2011

10.2 Abkürzungsverzeichnis

AAL	Ambient Assisted Living
Abb.	Abbildung
AIS	Arztinformationssystem
a. O.	andere Orte
App	Applikation / Anwenderprogramm für Smartphones
ATG	Aktionsforum Telematik im Gesundheitswesen
BÄK	Bundesärztekammer
BIP	Bruttoinlandsprodukt
Bit4health	better IT for better health
BITKOM	Bundesverband Informationswirtschaft, Telekommunikation und neue Medien e.V.
BMGS	Bundesministerium für Gesundheit und soziale Sicherung
COPD	chronic obstructive pulmonary disease
DB	Deutsche Bank
DDZ	Deutsches Diabetes Zentrum
Doc2Doc	doctor to doctor
Doc2Patient	doctor to patient
EBM	einheitlicher Bewertungsmaßstab
eGK	elektronische Gesundheitskarte
eHBA	elektronischer Heilberufsausweis
e-Patientenakte	elektronische Patientenakte
EHTEL	European Health Telematic Association
EKG	Elektrokardiogramm
engl.	Englisch
et al.	et alter (lateinisch: und andere)
etc.	et cetera (lat. Synonym für usw.)
EU	Europäische Union
e.V.	eingetragener Verein
FAZ	Frankfurter Allgemeine Zeitung
f.	folgende (die nächste Seite)
ff.	fort folgende
G-BA	Gemeinsamer Bundesausschuss

Gematik	Gesellschaft für Telematikanwendungen in Gesundheitswesen
GKV	Gesetzliche Krankenversicherung
GMDS	Deutsche Gesellschaft für Medizinische Informatik, Biometrie und Epidemiologie e.V.
GMG	Gesetz zur Modernisierung der gesetzlichen Krankenversicherung
ICD	internationale statistische Klassifikation der Krankheiten und verwandter Gesundheitsprobleme (ICD, engl.: International Statistical Classification of Diseases and Related Health Problems)
ISfTeH	International Society for Telemedicine & eHealth
IT	Informationstechnik
IuKT	Informations- und Kommunikationstechnologie
IV	Integrierte Versorgung
KH	Krankenhaus
KHEntgG	Krankenhausentgeltgesetz
KV	Kassenärztliche Vereinigung
KIS	Krankenhausinformationssystem
lt.	laut
NASA	National Aeronautics and Space Administration
NHS	National Health System
NYHA	New York Heart Association
NUB	Neue Untersuchungs- und Behandlungsmethoden
PDA	Personal Digital Assistent
QALY	Quality adjusted life year
S.	Seite
SGB	Sozialgesetzbuch
SWOT	strengths, weakness, opportunities, threats
TMZ	Telemedizines Zentrum
TSB	Technologiestiftung Berlin
u.a.	unter anderem
UMTS	Universal Mobile Telecommunications System
VDE	Verband der Elektrotechnik Elektronik Informationstechnik e. V.
Vgl.	vergleiche
WHO	World Health Organization

10.3 Fragen für das Experteninterview

Thema: „Telemedizin im modernen Gesundheitsmarkt- Marktchancen, Zielgruppen und deren Akzeptanz am Beispiel von Telemonitoring"

- Erzählen sie uns bitte kurz etwas zu Ihrer Person und beruflichen Tätigkeiten.

- Wo steht der telemedizinische Markt aus Ihrer Sicht in Deutschland?

- Die meisten telemedizinischen Projekte werden nach Auslaufen der Finanzierung nicht in den Regelbetrieb übernommen, woran liegt das Ihrer Meinung nach?

- Der telemedizinische Markt in Deutschland befindet sich, verglichen mit anderen Nationen eher im hinteren Mittelfeld. Woran liegt das aus Ihrer Sicht?

- In der Versorgung chronisch Kranker bietet besonders das Telemonitoring aus unserer Sicht viele Vorzüge. Wie stehen Sie zum Thema Telemonitoring?

- Welche Produkte und Dienste, bzw. Voraussetzungen sind Ihrer Meinung nötig um ein vollständiges, etablierfähiges Telemonitoring- Geschäftsmodell auf den Markt zu bringen?

- Wie lässt sich Ihrer Meinung nach der Bedarf für die Anwendung von Telemonitoring-Verfahren objektiv ermitteln?

- Speziell unter Ärzten wird das Telemonitoring oft kritisch gesehen und nicht anerkannt, obwohl es viele erkennbare Vorteile hat. Warum glauben Sie ist das so?

- Welche Auswirkungen können Ihrer Meinung nach Telemonitoring- Anwendungen auf die Arzt- Patienten Beziehungen haben?

- Wie schätzen Sie die Akzeptanz von Telemonitoring beim Endverbraucher dem „Patienten" heute und in der Zukunft ein?

- Wie kann aus Ihrer Sicht der Patient von morgen schon heute an das Thema Telemonitoring herangeführt werden? Sehen Sie dies als sinnvoll bzw. notwendig an?

10.4 Abbildungsverzeichnis

10.6 Gesetzestexte §140a- 140d SGB V

§ 140a Integrierte Versorgung

(1) Abweichend von den übrigen Regelungen dieses Kapitels können die Krankenkassen Verträge über eine verschiedene Leistungssektoren übergreifende Versorgung der Versicherten oder eine interdisziplinär-fachübergreifende Versorgung mit den in § 140b Abs. 1 genannten Vertragspartnern abschließen. Die Verträge zur integrierten Versorgung sollen eine bevölkerungsbezogene Flächendeckung der Versorgung ermöglichen. Soweit die Versorgung der Versicherten nach diesen Verträgen durchgeführt wird, ist der Sicherstellungsauftrag nach § 75 Abs. 1 eingeschränkt. Das Versorgungsangebot und die Voraussetzungen seiner Inanspruchnahme ergeben sich aus dem Vertrag zur integrierten Versorgung.

(2) Die Teilnahme der Versicherten an den integrierten Versorgungsformen ist freiwillig. Ein behandelnder Leistungserbringer darf aus der gemeinsamen Dokumentation nach § 140b Abs. 3 die den Versicherten betreffenden Behandlungsdaten und Befunde nur dann abrufen, wenn der Versicherte ihm gegenüber seine Einwilligung erteilt hat, die Information für den konkret anstehenden Behandlungsfall genutzt werden soll und der Leistungserbringer zu dem Personenkreis gehört, der nach § 203 des Strafgesetzbuches zur Geheimhaltung verpflichtet ist.

(3) Die Versicherten haben das Recht, von ihrer Krankenkasse umfassend über die Verträge zur integrierten Versorgung, die teilnehmenden Leistungserbringer, besondere Leistungen und vereinbarte Qualitätsstandards informiert zu werden.

§ 140b Verträge zu integrierten Versorgungsformen

(1) Die Krankenkassen können die Verträge nach § 140a Abs. 1 nur mit

1. einzelnen, zur vertragsärztlichen Versorgung zugelassenen Ärzten und Zahnärzten und einzelnen sonstigen, nach diesem Kapitel zur Versorgung der Versicherten berechtigten Leistungserbringern oder deren Gemeinschaften,

2. Trägern zugelassener Krankenhäuser, soweit sie zur Versorgung der Versicherten berechtigt sind, Trägern von stationären Vorsorge- und Rehabilitationseinrichtungen, soweit mit ihnen ein Versorgungsvertrag nach § 111 Abs. 2 be-

steht, Trägern von ambulanten Rehabilitationseinrichtungen oder deren Gemeinschaften,

3. Trägern von Einrichtungen nach § 95 Abs. 1 Satz 2 oder deren Gemeinschaften,

4. Trägern von Einrichtungen, die eine integrierte Versorgung nach § 140a durch zur Versorgung der Versicherten nach dem Vierten Kapitel berechtigte Leistungserbringer anbieten,

5.Pflegekassen und zugelassenen Pflegeeinrichtungen auf der Grundlage des § 92b des Elften Buches,

6.Gemeinschaften der vorgenannten Leistungserbringer und deren Gemeinschaften,

7.Praxiskliniken nach § 115 Absatz 2 Satz 1 Nr. 1,

8. pharmazeutischen Unternehmern,

9. Herstellern von Medizinprodukten im Sinne des Gesetzes über Medizinprodukte

abschließen. Für pharmazeutische Unternehmer und Hersteller von Medizinprodukten nach den Nummern 8 und 9 gilt § 95 Absatz 1 Satz 6 zweiter Teilsatz nicht.

(2) (weggefallen)

(3) In den Verträgen nach Absatz 1 müssen sich die Vertragspartner der Krankenkassen zu einer qualitätsgesicherten, wirksamen, ausreichenden, zweckmäßigen und wirtschaftlichen Versorgung der Versicherten verpflichten. Die Vertragspartner haben die Erfüllung der Leistungsansprüche der Versicherten nach den §§ 2 und 11 bis 62 in dem Maße zu gewährleisten, zu dem die Leistungserbringer nach diesem Kapitel verpflichtet sind. Insbesondere müssen die Vertragspartner die Gewähr dafür übernehmen, dass sie die organisatorischen, betriebswirtschaftlichen sowie die medizinischen und medizinisch-technischen Voraussetzungen für die vereinbarte integrierte Versorgung entsprechend dem allgemein anerkannten Stand der medizinischen Erkenntnisse und des medizinischen Fortschritts erfüllen und eine an dem Versorgungsbedarf der Versicherten orientierte Zusammenarbeit zwischen allen an der Versorgung Beteiligten ein-

schließlich der Koordination zwischen den verschiedenen Versorgungsbereichen und einer ausreichenden Dokumentation, die allen an der integrierten Versorgung Beteiligten im jeweils erforderlichen Umfang zugänglich sein muss, sicherstellen. Gegenstand des Versorgungsauftrags an die Vertragspartner der Krankenkassen nach den Absätzen 1 und 2 dürfen nur solche Leistungen sein, über deren Eignung als Leistung der Krankenversicherung der Gemeinsame Bundesausschuss nach § 91 im Rahmen der Beschlüsse nach § 92 Abs. 1 Satz 2 Nr. 5 und im Rahmen der Beschlüsse nach § 137c Abs. 1 keine ablehnende Entscheidung getroffen hat.

(4) Die Verträge können Abweichendes von den Vorschriften dieses Kapitels, des Krankenhausfinanzierungsgesetzes, des Krankenhausentgeltgesetzes sowie den nach diesen Vorschriften getroffenen Regelungen insoweit regeln, als die abweichende Regelung dem Sinn und der Eigenart der integrierten Versorgung entspricht, die Qualität, die Wirksamkeit und die Wirtschaftlichkeit der integrierten Versorgung verbessert oder aus sonstigen Gründen zu ihrer Durchführung erforderlich ist. Der Grundsatz der Beitragssatzstabilität nach § 71 Abs. 1 gilt für Verträge, die bis zum 31. Dezember 2008 abgeschlossen werden, nicht. Die Vertragspartner der integrierten Versorgung können sich auf der Grundlage ihres jeweiligen Zulassungsstatus für die Durchführung der integrierten Versorgung darauf verständigen, dass Leistungen auch dann erbracht werden können, wenn die Erbringung dieser Leistungen vom Zulassungs- oder Ermächtigungsstatus des jeweiligen Leistungserbringers nicht gedeckt ist. Die Krankenhäuser sind unabhängig von Satz 3 im Rahmen eines Vertrages zur integrierten Versorgung zur ambulanten Behandlung der im Katalog nach § 116b Abs. 3 genannten hochspezialisierten Leistungen, seltenen Erkrankungen und Erkrankungen mit besonderen Behandlungsverläufen berechtigt.

(5) Ein Beitritt Dritter zu Verträgen der integrierten Versorgung ist nur mit Zustimmung aller Vertragspartner möglich.

§ 140c Vergütung

(1) Die Verträge zur integrierten Versorgung legen die Vergütung fest. Aus der Vergütung für die integrierten Versorgungsformen sind sämtliche Leistungen, die

von teilnehmenden Versicherten im Rahmen des vertraglichen Versorgungsauftrags in Anspruch genommen werden, zu vergüten. Dies gilt auch für die Inanspruchnahme von Leistungen von nicht an der integrierten Versorgung teilnehmenden Leistungserbringern, soweit die Versicherten von an der integrierten
Versorgung teilnehmenden Leistungserbringern an die nicht teilnehmenden Leistungserbringer überwiesen wurden oder aus sonstigen, in dem Vertrag zur integrierten Versorgung geregelten Gründen berechtigt waren, nicht teilnehmende
Leistungserbringer in Anspruch zu nehmen.

(2) Die Verträge zur integrierten Versorgung können die Übernahme der Budget-
verantwortung insgesamt oder für definierbare Teilbereiche (kombiniertes
Budget) vorsehen. Die Zahl der teilnehmenden Versicherten und deren Risikostruktur sind zu berücksichtigen. Ergänzende Morbiditätskriterien sollen in den
Vereinbarungen berücksichtigt werden.

§ 140d Anschubfinanzierung, Bereinigung

(1) Zur Förderung der integrierten Versorgung hat jede Krankenkasse in den Jahren 2004 bis 2008 jeweils Mittel bis zu 1 vom Hundert von der nach § 85 Abs. 2
an die Kassenärztliche Vereinigung zu entrichtenden Gesamtvergütung sowie
von den Rechnungen der einzelnen Krankenhäuser für voll- und teilstationäre
Versorgung einzubehalten, soweit die einbehaltenen Mittel zur Umsetzung von
nach § 140b geschlossenen Verträgen erforderlich sind. Sie dürfen nur für voll-
oder teilstationäre und ambulante Leistungen der Krankenhäuser und für ambulante vertragsärztliche Leistungen verwendet werden; dies gilt nicht für Aufwen-
dungen für besondere Integrationsaufgaben. Satz 2 gilt nicht für Verträge, die vor
dem 1. April 2007 abgeschlossen worden sind. Die Krankenkassen müssen gegenüber den Kassenärztlichen Vereinigungen und den Krankenhäusern die Verwendung der einbehaltenen Mittel darlegen. Satz 1 gilt nicht für die vertragszahn-
ärztlichen Gesamtvergütungen. Die nach Satz 1 einbehaltenen Mittel sind ausschließlich zur Finanzierung der nach § 140c Abs. 1 Satz 1 vereinbarten Vergü-
tungen zu verwenden. Sie sollen in dem Bezirk der Kassenärztlichen Vereinigung, an die die nach Satz 1 verringerten Gesamtvergütungen gezahlt wurden,

verwendet werden. Werden die einbehaltenen Mittel nicht innerhalb von drei Jahren für die Zwecke nach Satz 1 verwendet, sind die nicht verwendeten Mittel spätestens zum 31. März 2009 an die Kassenärztliche Vereinigung sowie an die einzelnen Krankenhäuser, soweit die Mittel in den Jahren 2007 und 2008 einbehalten wurden, entsprechend ihrem Anteil an den jeweils einbehaltenen Beträgen auszuzahlen.

(2) Die Vertragspartner der Gesamtverträge nach § 83 Abs. 1 haben für den Fall, dass die zur Förderung der integrierten Versorgung aufgewendeten Mittel die nach Absatz 1 einbehaltenen Mittel übersteigen, die Gesamtvergütungen nach § 85 Abs. 2 in den Jahren 2004 bis einschließlich 2008 entsprechend der Zahl der an der integrierten Versorgung teilnehmenden Versicherten sowie dem im Vertrag nach § 140a vereinbarten Versorgungsauftrag zu bereinigen, soweit der damit verbundene einzelvertragliche Leistungsbedarf den nach § 295 Abs. 2 auf Grundlage des einheitlichen Bewertungsmaßstabes für vertragsärztliche Leistungen abgerechneten Leistungsbedarf vermindert. Ab dem 1. Januar 2009 ist der Behandlungsbedarf nach § 87a Abs. 3 Satz 2 ist entsprechend der Zahl und der Morbiditätsstruktur der an der integrierten Versorgung teilnehmenden Versicherten sowie dem im Vertrag nach § 140a vereinbarten Versorgungsbedarf zu bereinigen. Kommt eine Einigung über die Verringerung der Gesamtvergütungen nach Satz 1 oder des Behandlungsbedarfs nach Satz 2 nicht zu Stande, können auch die Krankenkassen oder ihre Verbände, die Vertragspartner der Verträge nach § 140a sind, das Schiedsamt nach § 89 anrufen. Die für die Bereinigungsverfahren erforderlichen arzt- und versichertenbezogenen Daten übermitteln die Krankenkassen den zuständigen Gesamtvertragspartnern.

(3) Die Vertragspartner der Vereinbarungen nach § 84 Abs. 1 haben die Ausgabenvolumen rechnerisch zu bereinigen, soweit die integrierte Versorgung die Versorgung mit Arznei- und Heilmitteln einschließt. Die Ausgabenvolumen sind entsprechend der Zahl und der Risikostruktur der an der integrierten Versorgung teilnehmenden Versicherten zu verringern. Ergänzende Morbiditätskriterien sollen berücksichtigt werden.

(4) Mit der nach § 140c Abs. 1 Satz 1 mit Krankenhäusern zu vereinbarenden Vergütung werden bis zum 31. Dezember 2008 nur die Leistungen finanziert, die über die im Gesamtbetrag nach den §§ 3 und 4 des Krankenhausentgeltgesetzes

oder dem § 6 der Bundespflegesatzverordnung enthaltenen Leistungen hinaus vereinbart werden.

(5) Die Krankenkassen melden der von der Kassenärztlichen Bundesvereinigung, der Deutschen Krankenhausgesellschaft und dem Spitzenverband Bund der Krankenkassen gebildeten gemeinsamen Registrierungsstelle die Einzelheiten über die Verwendung der einbehaltenen Mittel nach Absatz 1 Satz 1. Die Registrierungsstelle veröffentlicht einmal jährlich einen Bericht über die Entwicklung der integrierten Versorgung. Der Bericht soll auch Informationen über Inhalt und Umfang der Verträge enthalten.

(Quelle: http://www.sozialgesetzbuch-sgb.de/sgbv/2a.html,   aufgerufen   am 11.07.11)

§ 2 SGB V Leistungen

(1) Die Krankenkassen stellen den Versicherten die im Dritten Kapitel genannten Leistungen unter Beachtung des Wirtschaftlichkeitsgebots (§ 12) zur Verfügung, soweit diese Leistungen nicht der Eigenverantwortung der Versicherten zugerechnet werden. Behandlungsmethoden, Arznei- und Heilmittel der besonderen Therapierichtungen sind nicht ausgeschlossen. Qualität und Wirksamkeit der Leistungen haben dem allgemein anerkannten Stand der medizinischen Erkenntnisse zu entsprechen und den medizinischen Fortschritt zu berücksichtigen.

(2) Die Versicherten erhalten die Leistungen als Sach- und Dienstleistungen, soweit dieses oder das Neunte Buch nichts Abweichendes vorsehen. Die Leistungen können auf Antrag auch als Teil eines trägerübergreifenden Persönlichen Budgets erbracht werden; § 17 Abs. 2 bis 4 des Neunten Buches in Verbindung mit der Budgetverordnung und § 159 des Neunten Buches finden Anwendung. Über die Erbringung der Sach- und Dienstleistungen schließen die Krankenkassen nach den Vorschriften des Vierten Kapitels Verträge mit den Leistungserbringern.

(3) Bei der Auswahl der Leistungserbringer ist ihre Vielfalt zu beachten. Den religiösen Bedürfnissen der Versicherten ist Rechnung zu tragen.

(4) Krankenkassen, Leistungserbringer und Versicherte haben darauf zu achten, dass die Leistungen wirksam und wirtschaftlich erbracht und nur im notwendigen Umfang in Anspruch genommen werden.

(Quelle: http://www.sozialgesetzbuch-sgb.de/sgbv/2.html,   aufgerufen   am 11.06.11)

§ 2a SGB V Leistungen an behinderte und chronisch kranke Menschen

Den besonderen Belangen behinderter und chronisch kranker Menschen ist Rechnung zu tragen.

(Quelle: http://www.sozialgesetzbuch-sgb.de/sgbv/2.html,   aufgerufen   am 11.06.11)

§ 291a Elektronische Gesundheitskarte

(1) Die Krankenversichertenkarte nach § 291 Abs. 1 wird bis spätestens zum 1. Januar 2006 zur Verbesserung von Wirtschaftlichkeit, Qualität und Transparenz der Behandlung für die in den Absätzen 2 und 3 genannten Zwecke zu einer elektronischen Gesundheitskarte erweitert.

(1a) Werden von Unternehmen der privaten Krankenversicherung elektronische Gesundheitskarten für die Verarbeitung und Nutzung von Daten nach Absatz 2 Satz 1 Nr. 1 und Absatz 3 Satz 1 an ihre Versicherten ausgegeben, gelten Absatz 2 Satz 1 Nr. 1 und Satz 2 sowie die Absätze 3 bis 5, 6 und 8 entsprechend. Für den Einsatz elektronischer Gesundheitskarten nach Satz 1 können Unternehmen der privaten Krankenversicherung als Versichertennummer den unveränderbaren Teil der Krankenversichertennummer nach § 290 Abs. 1 Satz 2 nutzen. § 290 Abs. 1 Satz 4 bis 7 gilt entsprechend. Die Vergabe der Versichertennummer erfolgt durch die Vertrauensstelle nach § 290 Abs. 2 Satz 2 und hat den Vorgaben der Richtlinien nach § 290 Abs. 2 Satz 1 für den unveränderbaren Teil der Krankenversichertennummer zu entsprechen. Die Kosten zur Bildung der Versichertennummer und, sofern die Vergabe einer Rentenversicherungsnummer erforderlich ist, zur Vergabe der Rentenversicherungsnummer tragen die Unternehmen der privaten Krankenversicherung. Die Regelungen dieses Absatzes gelten auch

für die Postbeamtenkrankenkasse und die Krankenversorgung der Bundesbahn-
beamten.

(2) Die elektronische Gesundheitskarte hat die Angaben nach § 291 Abs. 2 zu
enthalten und muss geeignet sein, Angaben aufzunehmen für

1. die Übermittlung ärztlicher Verordnungen in elektronischer und maschinell
verwertbarer Form sowie

2. den Berechtigungsnachweis zur Inanspruchnahme von Leistungen in einem
Mitgliedstaat der Europäischen Union, einem Vertragsstaat des Abkommens über
den Europäischen Wirtschaftsraum oder der Schweiz.
§ 6c des Bundesdatenschutzgesetzes findet Anwendung.

(3) Über Absatz 2 hinaus muss die Gesundheitskarte geeignet sein, folgende
Anwendungen zu unterstützen, insbesondere das Erheben, Verarbeiten und Nutzen von

1. medizinischen Daten, soweit sie für die Notfallversorgung erforderlich sind,

2. Befunden, Diagnosen, Therapieempfehlungen sowie Behandlungsberichten in
elektronischer und maschinell verwertbarer Form für eine einrichtungsübergreifende, fallbezogene Kooperation (elektronischer Arztbrief),

3. Daten zur Prüfung der Arzneimitteltherapiesicherheit,

4. Daten über Befunde, Diagnosen, Therapiemaßnahmen, Behandlungsberichte
sowie Impfungen für eine fall- und einrichtungsübergreifende Dokumentation über
den Patienten (elektronische Patientenakte),

5. durch von Versicherten selbst oder für sie zur Verfügung gestellte Daten sowie

6. Daten über in Anspruch genommene Leistungen und deren vorläufige Kosten
für die Versicherten (§ 305 Abs. 2);

die Verarbeitung und Nutzung von Daten nach Nummer 1 muss auch auf der Karte ohne Netzzugang möglich sein. Spätestens bei der Versendung der Karte hat
die Krankenkasse die Versicherten umfassend und in allgemein verständlicher
Form über deren Funktionsweise, einschließlich der Art der auf ihr oder durch sie
zu erhebenden, zu verarbeitenden oder zu nutzenden personenbezogenen Daten
zu informieren. Mit dem Erheben, Verarbeiten und Nutzen von Daten der Versicherten nach diesem Absatz darf erst begonnen werden, wenn die Versicherten
jeweils gegenüber dem Arzt, Zahnarzt, Psychotherapeuten oder Apotheker dazu
ihre Einwilligung erklärt haben. Die Einwilligung ist bei erster Verwendung der

Karte vom Leistungserbringer oder unter dessen Aufsicht von einer Person, die bei dem Leistungserbringer oder in einem Krankenhaus als berufsmäßiger Gehilfe oder zur Vorbereitung auf den Beruf tätig ist auf der Karte zu dokumentieren; die Einwilligung ist jederzeit widerruflich und kann auf einzelne Anwendungen nach diesem Absatz beschränkt werden. § 6c des Bundesdatenschutzgesetzes findet Anwendung.

(4) Zum Zwecke des Erhebens, Verarbeitens oder Nutzens mittels der elektronischen Gesundheitskarte dürfen, soweit es zur Versorgung der Versicherten erforderlich ist, auf Daten

1. nach Absatz 2 Satz 1 Nr. 1 ausschließlich

a) Ärzte,

b) Zahnärzte,

c) Apotheker, Apothekerassistenten, Pharmazieingenieure, Apothekenassistenten,

d) Personen, die

aa) bei den unter Buchstabe a bis c Genannten oder

bb) in einem Krankenhaus als berufsmäßige Gehilfen oder zur Vorbereitung auf den Beruf tätig sind, soweit dies im Rahmen der von ihnen zulässigerweise zu erledigenden Tätigkeiten erforderlich ist und der Zugriff unter Aufsicht der in Buchstabe a bis c Genannten erfolgt,

e) sonstige Erbringer ärztlich verordneter Leistungen,

2. nach Absatz 3 Satz 1 Nr. 1 bis 5 ausschließlich

a) Ärzte,

b) Zahnärzte,

c)Apotheker, Apothekerassistenten, Pharmazieingenieure, Apothekenassistenten,

d) Personen, die

aa) bei den unter Buchstabe a bis c Genannten oder

bb) in einem Krankenhaus als berufsmäßige Gehilfen oder zur Vorbereitung auf den Beruf tätig sind, soweit dies im Rahmen der von ihnen zulässigerweise zu erledigenden Tätigkeiten erforderlich ist und der Zugriff unter Aufsicht der in Buchstabe a bis c Genannten erfolgt,

e) nach Absatz 3 Satz 1 Nr. 1 in Notfällen auch Angehörige eines anderen Heilberufs, der für die Berufsausübung oder die Führung der Berufsbezeichnung eine staatlich geregelte Ausbildung erfordert,

f) Psychotherapeuten

zugreifen. Die Versicherten haben das Recht, auf die Daten nach Absatz 2 Satz 1 und Absatz 3 Satz 1 zuzugreifen.

(5) Das Erheben, Verarbeiten und Nutzen von Daten mittels der elektronischen Gesundheitskarte in den Fällen des Absatzes 3 Satz 1 ist nur mit dem Einverständnis der Versicherten zulässig. Durch technische Vorkehrungen ist zu gewährleisten, dass in den Fällen des Absatzes 3 Satz 1 Nr. 2 bis 6 der Zugriff nur durch Autorisierung der Versicherten möglich ist. Der Zugriff auf Daten sowohl nach Absatz 2 Satz 1 Nr. 1 als auch nach Absatz 3 Satz 1 mittels der elektronischen Gesundheitskarte darf nur in Verbindung mit einem elektronischen Heilberufsausweis, im Falle des Absatzes 2 Satz 1 Nr. 1 auch in Verbindung mit einem entsprechenden Berufsausweis, erfolgen, die jeweils über eine Möglichkeit zur sicheren Authentifizierung und über eine qualifizierte elektronische Signatur verfügen; im Falle des Absatzes 3 Satz 1 Nr. 5 können die Versicherten auch mittels einer eigenen Signaturkarte, die über eine qualifizierte elektronische Signatur verfügt, zugreifen. Zugriffsberechtigte Personen nach Absatz 4 Satz 1 Nr. 1 Buchstabe d und e sowie Nr. 2 Buchstabe d und e, die über keinen elektronischen Heilberufsausweis oder entsprechenden Berufsausweis verfügen, können auf die entsprechenden Daten zugreifen, wenn sie hierfür von Personen autorisiert sind, die über einen elektronischen Heilberufsausweis oder entsprechenden Berufsausweis verfügen, und wenn nachprüfbar elektronisch protokolliert wird, wer auf die Daten zugegriffen hat und von welcher Person die zugreifende Person autorisiert wurde. Der Zugriff auf Daten nach Absatz 2 Satz 1 Nr. 1 mittels der elektronischen Gesundheitskarte kann abweichend von den Sätzen 3 und 4 auch erfolgen, wenn die Versicherten den jeweiligen Zugriff durch ein geeignetes technisches Verfahren autorisieren.

(5a) Die Länder bestimmen entsprechend dem Stand des Aufbaus der Telematikinfrastruktur

1. die Stellen, die für die Ausgabe elektronischer Heilberufs- und Berufsausweise zuständig sind, und

2. die Stellen, die bestätigen, dass eine Person

a) befugt ist, einen der von Absatz 4 Satz 1 erfassten Berufe im Geltungsbereich dieses Gesetzes auszuüben oder, sofern für einen der in Absatz 4 Satz 1 erfassten Berufe lediglich die Führung der Berufsbezeichnung geschützt ist, die Berufsbezeichnung zu führen oder

b) zu den sonstigen Zugriffsberechtigten nach Absatz 4 gehört.

Die Länder können zur Wahrnehmung der Aufgaben nach Satz 1 gemeinsame Stellen bestimmen. Entfällt die Befugnis zur Ausübung des Berufs, zur Führung der Berufsbezeichnung oder sonst das Zugriffsrecht nach Absatz 4, hat die jeweilige Stelle nach Satz 1 Nr. 2 oder Satz 2 die herausgebende Stelle in Kenntnis zu setzen; diese hat unverzüglich die Sperrung der Authentifizierungsfunktion des elektronischen Heilberufs- oder Berufsausweises zu veranlassen.

(6) Daten nach Absatz 2 Satz 1 Nr. 1 und Absatz 3 Satz 1 müssen auf Verlangen der Versicherten gelöscht werden; die Verarbeitung und Nutzung von Daten nach Absatz 2 Satz 1 Nr. 1 für Zwecke der Abrechnung bleiben davon unberührt. Durch technische Vorkehrungen ist zu gewährleisten, dass mindestens die letzten 50 Zugriffe auf die Daten nach Absatz 2 oder Absatz 3 für Zwecke der Datenschutzkontrolle protokolliert werden. Eine Verwendung der Protokolldaten für andere Zwecke ist unzulässig. Die Protokolldaten sind durch geeignete Vorkehrungen gegen zweckfremde Verwendung und sonstigen Missbrauch zu schützen.

(7) Der Spitzenverband Bund der Krankenkassen, die Kassenärztliche Bundesvereinigung, die Kassenzahnärztliche Bundesvereinigung, die Bundesärztekammer, die Bundeszahnärztekammer, die Deutsche Krankenhausgesellschaft sowie die für die Wahrnehmung der wirtschaftlichen Interessen gebildete maßgebliche Spitzenorganisation der Apotheker auf Bundesebene schaffen die für die Einführung und Anwendung der elektronischen Gesundheitskarte, insbesondere des elektronischen Rezeptes und der elektronischen Patientenakte, erforderliche interoperable und kompatible Informations-, Kommunikations- und Sicherheitsinfrastruktur (Telematikinfrastruktur). Sie nehmen diese Aufgabe durch eine Gesellschaft für Telematik nach Maßgabe des § 291b wahr, die die Regelungen zur Telematikinfrastruktur trifft sowie deren Aufbau und Betrieb übernimmt. Vereinbarungen und Richtlinien zur elektronischen Datenübermittlung nach diesem Buch müssen, soweit sie die Telematikinfrastruktur berühren, mit deren Regelungen

vereinbar sein. Die in Satz 1 genannten Spitzenorganisationen treffen eine Vereinbarung zur Finanzierung

1. der erforderlichen erstmaligen Ausstattungskosten, die den Leistungserbringern in der Festlegungs-, Erprobungs- und Einführungsphase der Telematikinfrastruktur sowie

2. der Kosten, die den Leistungserbringern im laufenden Betrieb der Telematikinfrastruktur, einschließlich der Aufteilung dieser Kosten auf die in den Absätzen 7a und 7b genannten Leistungssektoren, entstehen.

Zur Finanzierung der Gesellschaft für Telematik zahlt der Spitzenverband Bund der Krankenkassen für den Zeitraum vom 1. Juli 2008 bis zum 31. Dezember 2008 an die Gesellschaft für Telematik einen Betrag in Höhe von 0,50 Euro je Mitglied der gesetzlichen Krankenversicherung und ab dem Jahr 2009 jährlich einen Betrag in Höhe von 1,00 Euro je Mitglied der gesetzlichen Krankenversicherung; die Zahlungen sind quartalsweise, spätestens drei Wochen vor Beginn des jeweiligen Quartals, zu leisten. Die Höhe des Betrages kann das Bundesministerium für Gesundheit entsprechend dem Mittelbedarf der Gesellschaft für Telematik und unter Beachtung des Gebotes der Wirtschaftlichkeit durch Rechtsverordnung ohne Zustimmung des Bundesrates anpassen. Die Kosten der Sätze 4 und 5 zählen nicht zu den Ausgaben nach § 4 Abs. 4 Satz 2 und 6.

(7a) Die bei den Krankenhäusern entstehenden Investitions- und Betriebskosten nach Absatz 7 Satz 4 Nr. 1 und 2 werden durch einen Zuschlag finanziert (Telematikzuschlag). Der Zuschlag nach Satz 1 wird in der Rechnung des Krankenhauses jeweils gesondert ausgewiesen; er geht nicht in den Gesamtbetrag nach § 6 der Bundespflegesatzverordnung oder das Erlösbudget nach § 4 des Krankenhausentgeltgesetzes sowie nicht in die entsprechenden Erlösausgleiche ein. Das Nähere zur Höhe und Erhebung des Zuschlags nach Satz 1 regelt der Spitzenverband Bund der Krankenkassen gemeinsam mit der Deutschen Krankenhausgesellschaft in einer gesonderten Vereinbarung. Kommt eine Vereinbarung nicht innerhalb einer vom Bundesministerium für Gesundheit gesetzten Frist oder, in den folgenden Jahren, jeweils bis zum 30. Juni zu Stande, legt die Schiedsstelle nach § 18a Absatz 6 des Krankenhausfinanzierungsgesetzes auf Antrag einer Vertragspartei oder des Bundesministeriums für Gesundheit mit Wirkung für die

Vertragsparteien innerhalb einer Frist von zwei Monaten den Vereinbarungsinhalt fest. Die Klage gegen die Festsetzung der Schiedsstelle hat keine aufschiebende Wirkung. Für die Finanzierung der Investitions- und Betriebskosten nach Absatz 7 Satz 4 Nummer 1 und 2, die bei Leistungserbringern nach § 115b Absatz 2 Satz 1, § 116b Absatz 2 Satz 1 und § 120 Absatz 2 Satz 1 sowie bei Notfallambulanzen in Krankenhäusern, die Leistungen für die Versorgung im Notfall erbringen, entstehen, finden die Sätze 1 und 2 erster Halbsatz sowie die Sätze 3 und 4 entsprechend Anwendung.

(7b) Zum Ausgleich der Kosten nach Absatz 7 Satz 4 erhalten die in diesem Absatz genannten Leistungserbringer nutzungsbezogene Zuschläge von den Krankenkassen. Das Nähere zu den Regelungen der Vereinbarung nach Absatz 7 Satz 4 für die an der vertragsärztlichen Versorgung teilnehmenden Ärzte, Zahnärzte, Psychotherapeuten sowie medizinischen Versorgungszentren vereinbaren der Spitzenverband Bund der Krankenkassen und die Kassenärztlichen Bundesvereinigungen in den Bundesmantelverträgen. Das Nähere zu den Regelungen der Vereinbarung nach Absatz 7 Satz 4 für die Arzneimittelversorgung vereinbaren der Spitzenverband Bund der Krankenkassen und die für die Wahrnehmung der wirtschaftlichen Interessen gebildete maßgebliche Spitzenorganisation der Apotheker auf Bundesebene im Rahmenvertrag nach § 129 Abs. 2. Kommt eine Vereinbarung nach Satz 2 nicht innerhalb einer vom Bundesministerium für Gesundheit gesetzten Frist oder, in den folgenden Jahren, jeweils bis zum 30. Juni zu Stande, legt das jeweils zuständige Schiedsamt nach § 89 Absatz 4 auf Antrag einer Vertragspartei oder des Bundesministeriums für Gesundheit mit Wirkung für die Vertragsparteien innerhalb einer Frist von zwei Monaten den Vereinbarungsinhalt fest. Kommt eine Vereinbarung nach Satz 3 nicht innerhalb einer vom Bundesministerium für Gesundheit gesetzten Frist oder, in den folgenden Jahren, jeweils bis zum 30. Juni zu Stande, legt die Schiedsstelle nach § 129 Absatz 8 auf Antrag einer Vertragspartei oder des Bundesministeriums für Gesundheit innerhalb einer Frist von zwei Monaten den Vereinbarungsinhalt fest. In den Fällen der Sätze 4 und 5 ist Absatz 7a Satz 5 entsprechend anzuwenden.

(7c) (weggefallen)

(7d) Kommt eine Vereinbarung zu den Kosten nach Absatz 7 Satz 4 Nr. 1 nicht innerhalb einer vom Bundesministerium für Gesundheit gesetzten Frist als Grundlage der Vereinbarungen nach Absatz 7a Satz 3 und 5 sowie Absatz 7b Satz 2 und 3 zu Stande, trifft der Spitzenverband Bund der Krankenkassen Vereinbarungen zur Finanzierung der den jeweiligen Leistungserbringern entstehenden Kosten nach Absatz 7 Satz 4 Nr. 1 jeweils mit der Deutschen Krankenhausgesellschaft, den Kassenärztlichen Bundesvereinigungen und der für die Wahrnehmung der wirtschaftlichen Interessen gebildeten maßgeblichen Spitzenorganisation der Apotheker auf Bundesebene. Soweit diese Vereinbarungen nicht zu Stande kommen, entscheidet bei Nichteinigung mit der Deutschen Krankenhausgesellschaft die Schiedsstelle nach § 18a Abs. 6 des Krankenhausfinanzierungsgesetzes, bei Nichteinigung mit den Kassenärztlichen Bundesvereinigungen das jeweils zuständige Schiedsamt nach § 89 Abs. 4 und bei Nichteinigung mit der für die Wahrnehmung der wirtschaftlichen Interessen gebildeten maßgeblichen Spitzenorganisation der Apotheker auf Bundesebene die Schiedsstelle nach § 129 Abs. 8 jeweils auf Antrag einer Vertragspartei innerhalb einer Frist von zwei Monaten.

(7e) Kommt eine Vereinbarung zu den Kosten nach Absatz 7 Satz 4 Nr. 2 nicht innerhalb einer vom Bundesministerium für Gesundheit gesetzten Frist als Grundlage der Vereinbarungen nach Absatz 7a Satz 3 und 5, Absatz 7b Satz 2 und 3 zu Stande, bilden die Spitzenorganisationen nach Absatz 7 Satz 1 eine gemeinsame Kommission aus Sachverständigen. Die Kommission ist innerhalb einer Woche nach Ablauf der Frist nach Satz 1 zu bilden. Sie besteht aus jeweils zwei Mitgliedern, die von den Spitzenorganisationen der Leistungserbringer und von dem Spitzenverband Bund der Krankenkassen berufen werden sowie einer oder einem unparteiischen Vorsitzenden, über die oder den sich die Spitzenorganisationen nach Absatz 7 Satz 1 gemeinsam verständigen. Kommt es innerhalb der Frist nach Satz 2 nicht zu einer Einigung über den Vorsitz oder die Berufung der weiteren Mitglieder, beruft das Bundesministerium für Gesundheit die Vorsitzende oder den Vorsitzenden und die weiteren Sachverständigen. Die Kosten der Kommission sind aus den Finanzmitteln der Gesellschaft für Telematik zu begleichen. Die Kommission gibt innerhalb von drei Monaten eine Empfehlung zur Aufteilung der Kosten, die den einzelnen Leistungssektoren nach den Absätzen 7a und 7b im laufenden Betrieb der Telematikinfrastruktur entstehen. Die Empfehlung der Kommission ist innerhalb eines Monats in der Vereinbarung nach Absatz 7 Satz 4 Nr. 2 zu berücksichtigen. Das Bundesministerium für Gesundheit wird ermächtigt, durch Rechtsverordnung ohne Zustimmung des Bundesrates die Aufteilung der Kosten, die den einzelnen Leistungssektoren nach den Absätzen 7a und 7b im laufenden Betrieb der Telematikinfrastruktur entstehen, als Grundlage der Vereinbarungen nach den Absätzen 7a und 7b festzulegen, sofern die Empfehlung der Kommission nicht berücksichtigt wird.

(8) Vom Inhaber der Karte darf nicht verlangt werden, den Zugriff auf Daten nach Absatz 2 Satz 1 Nr. 1 oder Absatz 3 Satz 1 anderen als den in Absatz 4 Satz 1 genannten Personen oder zu anderen Zwecken als denen der Versorgung der Versicherten, einschließlich der Abrechnung der zum Zwecke der Versorgung erbrachten Leistungen, zu gestatten; mit ihnen darf nicht vereinbart werden, Derartiges zu gestatten. Sie dürfen nicht bevorzugt oder benachteiligt werden, weil sie einen Zugriff bewirkt oder verweigert haben.

(9) (weggefallen)

(entnommen aus: http://www.gesetze-im-internet.de/sgb_5/__291a.html, aufgerufen am 11.06.11)

Aufstellung der Informationen nach § 6 Abs. 2 KHEntgG für 2011

Entsprechend § 1 Abs. 2 der Vereinbarung gemäß § 6 Abs. 2 S. 3 KHEntgG (NUB-Vereinbarung) haben wir zum 31.01.2011 allen Krankenhäusern, die fristgerecht bis zum 31.10.2010 eine oder mehrere Anfragen gemäß § 6 Abs. 2 KHEntgG für Neue Untersuchungs- und Behandlungsmethoden eingesandt haben, eine Antwort über das Prüfergebnis (Informationen nach § 6 Abs. 2 KHEntgG) erteilt.

Gemäß § 1 Abs. 3 der NUB-Vereinbarung stellen wir eine Aufstellung der Anfragen mit der dazugehörigen Information nach § 6 Abs. 2 KHEntgG sowie der jeweiligen Anzahl der anfragenden Krankenhäuser zum Herunterladen zur Verfügung. Soweit wir den Krankenhäusern gemäß § 1 Abs. 2 der NUB-Vereinbarung einen Hinweis zur Kalkulation des Entgeltes gem. § 6 Abs. 2 KHEntgG gegeben haben, haben wir diesen in der tabellarischen Übersicht wiederholt.

Gemäß § 1 Abs. 1 Satz 2 der NUB-Vereinbarung war zu prüfen, ob für das anfragende Krankenhaus in den vergangenen Jahren die Möglichkeit bestand, eine sachgerechte Vergütung für die angefragten Methoden/Leistungen durch Beteiligung am so genannten strukturierten Dialog („Vorschlagsverfahren zur Einbindung des medizinischen, wissenschaftlichen und weiteren Sachverstandes bei der Weiterentwicklung des G-DRG-Systems", siehe www.g-drg.de) zu erreichen. In Umsetzung von § 1 Abs. 1 Satz 2 der NUB-Vereinbarung konnten Verfahren, die früher als zu Beginn des Jahres 2007 in deutschen Krankenhäusern bereits etabliert waren, nicht mit Status 1 versehen werden.

Zur Beantwortung des Prüfkriteriums der sachgerechten Vergütung (§ 1 Abs. 1 Satz 1 der NUB-Vereinbarung) wurde untersucht, ob die plausiblen Mehrkosten bei Erbringung der angefragten Methode/Leistung im Verhältnis zu den typischerweise bei diesen Fällen vergüteten DRGs von relevanter Höhe waren.

Die Prüfergebnisse sind in vier Kategorien (Status 1 - 4) dargestellt. Mit Status 1 bezeichnet finden Sie die angefragten Methoden/Leistungen, welche die Kriterien der NUB-Vereinbarung erfüllen. Für diese Methoden/Leistungen ist gemäß § 1 Abs. 1 der NUB-Vereinbarung für das Jahr 2011 die Vereinbarung eines krankenhausindividuellen Entgelts gemäß § 6 Abs. 2 KHEntgG zulässig.

Status 2 weisen die angefragten Methoden/Leistungen auf, welche den Kriterien der NUB-Vereinbarung nicht genügen. Für diese Methoden/Leistungen ist auf Grundlage des § 1 der NUB-Vereinbarung für das Jahr 2011 die Vereinbarung eines krankenhausindividuellen Entgelts gemäß § 6 Abs. 2 KHEntgG nicht zulässig.

Status 3 für die Kennzeichnung angefragter Methoden/Leistungen, die innerhalb der festgesetzten Frist nicht vollständig bearbeitet werden konnten, wurde wegen vollständiger Bearbeitung aller Anfragen nach § 6 Abs. 2 KHEntgG nicht vergeben.

Mit Status 4 wurden die angefragten Methoden/Leistungen gekennzeichnet, bei denen die mit der Anfrage übermittelten Informationen im Sinne des Verfahrens nach § 6 Abs. 2 KHEntgG unplausibel oder nicht nachvollziehbar waren (die Kriterien der NUB-Vereinbarung zur Bewertung der angefragten Methoden/Leistungen konnten im Sinne des Verfahrens nach § 6 Abs. 2 KHEntgG nicht ausreichend dargestellt werden). Für diese Anfragen liegen entsprechend keine Informationen nach § 6 Abs. 2 KHEntgG vor. Gemäß der aktualisierten Verfahrenseckpunkte vom 01.09.2010 haben wir die anfragenden Krankenhäuser darauf hingewiesen, dass für mit Status 4 ausgewiesene Methoden/Leistungen gemäß § 6 Abs. 2 Satz 5 KHEntgG in begründeten Einzelfällen krankenhausindividuelle Entgelte vereinbart werden können, soweit noch keine Budgetvereinbarung für das Jahr 2011 vorliegt.

Eine weitere Bearbeitung der mit Status 4 versehenen Anfragen erfolgt nicht.

Angefragte Methoden/Leistungen, für die je nach inhaltlicher Differenzierung zwei verschiedene Status-Kennzeichnungen vergeben werden mussten, sind als gesonderter Block in der Aufstellung aufgeführt. Eine dazugehörige Fußnote erläutert die jeweilige Status-Kennzeichnung für die inhaltliche Differenzierung.

Von den 563 eingegangenen inhaltlich verschiedenen Methoden/Leistungen wurden 77 mit Status 1, 450 mit Status 2, keine mit Status 3 und 25 mit Status 4 gekennzeichnet. Für neun Methoden/Leistungen wurde eine inhaltlich differenzierte Status-Kennzeichnung vergeben. Bei zwei Methoden/Leistungen ist die Festlegung des „Status 2011" bis zur abschließenden Entscheidung durch die Selbstverwaltungspartner nach § 17b KHG ausgesetzt. Bezogen auf die 15.571 insgesamt eingegangenen Anfragen (nach Bereinigung um inhaltliche Duplikate und inklusive der stellvertretenden Anfragen) ergibt sich folgendes Bild: 7.207 Anfragen wurden mit Status 1, 6.915 Anfragen mit Status 2, keine Anfrage mit Status 3 und 700 Anfragen mit Status 4 gekennzeichnet. Für 728 Anfragen wurde eine inhaltlich differenzierte Status-Kennzeichnung vergeben und für 21 Anfragen wurde der „Status 2011" bis zur abschließenden Entscheidung durch die Selbstverwaltungspartner nach § 17b KHG ausgesetzt.

(Quelle: http://www.g-drg.de/cms/index.php/G-DRG-System_2011/Neue_

Untersuchungs_und_Behandlungsmethoden_NUB/Aufstellung

_der_Informationen_nach_6_Abs._2_KHEntgG_fuer_2011, aufgerufen am 11.06.11)